中医白话解读本丛书

濒湖脉学

白话解读本

明 李时珍 原著

陈家旭 编著

协 编

薛飞飞 马庆宇 李晓娟

中国中医药出版社

·北 京·

图书在版编目（CIP）数据

濒湖脉学白话解读本 / 陈家旭编著 . — 北京：中国中医药出版社，
2020.4

（中医白话解读本丛书）

ISBN 978 - 7 - 5132 - 5962 - 0

Ⅰ . ①濒… Ⅱ . ①陈… Ⅲ . ①脉学—中国—明代 ②《濒湖脉学》—译文 Ⅳ . ① R241.1

中国版本图书馆 CIP 数据核字（2019）第 289229 号

中国中医药出版社出版

北京经济技术开发区科创十三街 31 号院二区 8 号楼

邮政编码 100176

传真 010-64405750

河北新华第二印刷有限责任公司印刷

各地新华书店经销

开本 880 × 1230 1/32 印张 7.5 字数 173 千字

2020 年 4 月第 1 版 2020 年 4 月第 1 次印刷

书号 ISBN 978 - 7 - 5132 - 5962 - 0

定价 38.00 元

网址 www.cptcm.com

社 长 热 线 010-64405720

购 书 热 线 010-89535836

维 权 打 假 010-64405753

微信服务号 zgzyycbs

微商城网址 https://kdt.im/LIdUGr

官方微博 http://e.weibo.com/cptcm

天猫旗舰店网址 https://zgzyycbs.tmall.com

如有印装质量问题请与本社出版部联系（010-64405510）

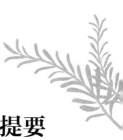

内容提要

　　《濒湖脉学》是明代李时珍于 1564 年所编撰的一部脉学专著。全书分为两部分，第一部分为"七言歌诀"，详细描述浮、沉、迟、数等 27 种脉象，每种脉象由体状诗、相类诗、主病诗、分部诗等组成。后半部分为"四言歌诀"，为其父李言（字子郁，号月池）根据宋代崔嘉彦的《紫虚脉诀》加以删补而成。总结了脉象、脉理、脉法、脉形、五脏平脉、妇儿脉和真脏脉的脉象及其意义等。该书博采各家之长，结合自己的经验，立论有宗；文体上采用歌诀的方式，体例齐整、押韵上口，易学好记。该书从问世以来，一直受到历代医家的重视和推崇，对促进中医脉学理论和临床的发展都起到了举足轻重的作用。

　　本书在原著内容的基础上，设原文、注释、译文、脉理解析、主病发微、临床举隅六项。本次整理以《四库全书》所收之《濒湖脉学》为底本，参考后世多种刊本精心编著而成，文从字顺，语意通俗。古籍习读中可温故知新，临床应用时亦可执简驭繁，是中医脉学研习者的良师益友。

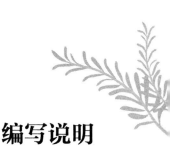

编写说明

《黄帝内经》以降，中医脉诊已有两千年历史，是中医诊法的精髓，是中医辨证论治手段中不可或缺的重要组成部分。然而由于脉诊"脉理精微，其体难辨"，易有"心中了了，指下难明"之惑，常常使初学者在学习或者临床应用中望而却步。

李时珍（1518—1593），字东璧，晚年自号濒湖山人，蕲州（今湖北蕲春县）人，明代著名医药学家。幼时聪明好学，从父学医，声名大振。《濒湖脉学》是其撷取《黄帝内经》《脉经》等诸书精华，结合自己的经验编著而成。其继承了正统的脉学理论，博采历代各家之长，对经义大加发挥，文体齐整明了，朗朗上口，易于诵记，是学习者始谙脉法必读之书。但其成书久远，有些文辞稍嫌古奥，不易理解；内容对于初学者而言，也略失于简洁。为了使此极具价值的脉学专著更好地发挥作用，我们对该书疑难生僻字词做了注释，将原文直译为现代文，并结合临床对脉理进行了详细阐述，以期使广大学习者更加易于学习掌握。

本书以《四库全书》所收《濒湖脉学》为底本，在保留底本原貌的基础上，将李时珍对于27种脉象的主体内容置于全书之首，冠"七言脉诀"为名；将其父李言根据宋代崔嘉彦的《紫虚脉诀》加以删补而成的"四言举要"放之其后；原底本中所附《奇经八脉考》未予收录。为便于阅读，对目录进行了整理。该书整理主要在原著基础上，将内容分为原文、注释、译文、脉理解析、主病发微、临床举隅六项。原文部分按底本照录，将繁体字改为简体字，并进行标点；对原文中古奥难解字、生僻字、疑难字，或单凭原文难尽其义的词句，均加以注释；原文括号中文字为原书注文，排小字以示区别，涉及医家者，该医家简介在注释中列出；译文部分尽量尊重原文进行直译，力争做到通俗、简明、易懂，若直译难以阐释原义者则采用意译；脉理解析部分阐述各个脉象产生的机理，以及相类脉机理对比；主病发微部分则列举该脉象相兼脉及其寸关尺三部主病；另列临床举隅，以期通过结合临床，举出范例，引申文义，以帮助学习者加深对原文的理解。

　　本书适用于研究中医诊法的专业人士和初学者学习参考，希望本书对中医专业人士和中医爱好者学习脉法脉理有所裨益。由于编者学识浅薄，古文功底不够深厚，如有错误纰漏之处，恳请广大读者批评斧正，以便再版时修订提高。

在本书编写过程中，参考了北京中医药大学（原北京中医学院）中医基础理论教研室编写的《濒湖脉学白话解》（第一版）、任健编著的《濒湖脉学白话解》，以及周幸来主编的《濒湖脉学应用新解》，在此向诸书作者致谢。

编者

2019 年 10 月

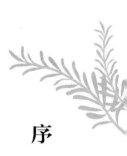

序

　　李时珍曰：宋有俗子，杜撰《脉诀》，鄙陋纰缪，医学习诵，以为权舆，逮臻颁白，脉理竟昧。戴同父常刊其误，先考月池翁著《四诊发明》八卷，皆精诣奥室，浅学未能窥造。珍因撮粹撷华，僭撰此书，以便习读，为脉指南。世之医病两家，咸以脉为首务，不知脉乃四诊之末，谓之巧者尔，上士欲会其全，非备四诊不可。

　　　　　　　　　　明嘉靖甲子上元日谨书于濒湖所

目　录

七言脉诀

一、浮（阳）　　003

二、沉（阴）　　009

三、迟（阴）　　016

四、数（阳）　　022

五、滑（阳中阴）　029

六、涩（阴）　　035

七、虚（阴）　　041

八、实（阳）　　047

九、长（阳）　　053

十、短（阴）　　057

十一、洪（阳）　062

十二、微（阴）　067

十三、紧（阳）　072

十四、缓（阴）　077

十五、芤（阳中阴）　082

十六、弦（阳中阴）　086

十七、革（阴）　　091

十八、牢（阴中阳）　094

十九、濡（阴）　　098

二十、弱（阴）　　102

二十一、散（阴）　106

二十二、细（阴）　110

二十三、伏（阴）　114

二十四、动（阳）　119

二十五、促（阳）　123

二十六、结（阴）　127

二十七、代（阴）　131

四 言 举 要

一、血脉与脉气　139

二、部位与诊法　146

三、五脏平脉及四时

　　平脉　151

四、辨脉提纲　155

五、诸脉形态　162

六、诸脉主病　168

七、杂病脉象　178

八、妇人脉法　213

九、小儿脉法　216

十、奇经八脉　218

十一、平人无脉　223

十二、真脏绝脉　224

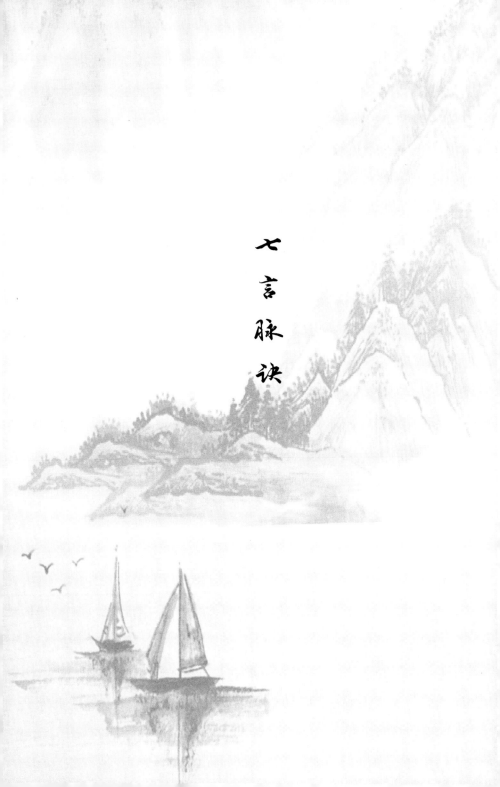

七言脉诀

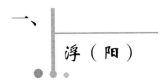

一、

浮（阳）

【原文】

浮脉，举①之有余，按之不足（《脉经》）。如微风吹鸟背上毛，厌厌聂聂②（轻泛貌），如循③榆荚（《素问》），如水漂木（崔氏④），如捻⑤葱叶（黎氏⑥）。

浮脉法天，有轻清在上之象，在卦⑦为乾，在时为秋，在人为肺，又谓之毛。太过则中坚旁虚，如循鸡羽，病在外也。不及则气来毛微，病在中也。《脉诀》言，寻之如太过，乃浮兼洪紧⑧之象，非浮脉也。

体状诗 浮脉惟从肉上行，如循⑨榆荚似毛轻。三秋⑩得令⑪知无恙，久病逢之却可惊。

相类诗 浮如木在水中浮，浮大中空乃是芤⑫。拍拍⑬而浮是洪脉，来时虽盛去悠悠⑭。浮脉轻平似捻⑮葱，虚来迟大豁然⑯空。浮而柔细方为濡，散似杨花无定踪。

浮而有力为洪，浮而迟大为虚，虚甚为散，浮而无力为芤，浮而柔细为濡。

主病诗 浮脉为阳表病居⑰，迟风数热紧寒拘⑱。浮而有力多风热，无力而浮是血虚。

分部诗 寸浮头痛眩⑲生风，或有风痰聚在胸。关上⑳土衰兼木旺㉑，尺中溲便不流通。

浮脉主表，有力表实，无力表虚，浮迟中风，浮数风热，浮紧风寒，浮缓风湿，浮虚伤暑，浮芤失血，浮洪虚热，浮散劳极。

【注释】

①举：指切脉指力，举即轻取。下文"按"指重取，"寻"指不轻不重地探取。滑伯仁《诊家枢要》说："轻手循之曰举，重手取之曰按，不轻不重，委屈求之曰寻。"

②厌厌聂聂：厌厌，微弱之意；聂聂，迭合；厌厌聂聂，指轻虚平和的样子。语出《素问·平人气象论》："平肺脉来，厌厌聂聂，如落榆荚。"

③循：抚摸之意。

④崔氏：崔嘉彦，宋朝人，著有《紫虚脉诀》，又名《崔氏脉诀》，撰年不详。作者鉴于脉理难明，"非言可传，非图可状"。遂以较通俗易晓的文笔，以四言歌诀的形式阐述脉学义理，便于习诵。崔氏论脉以"浮、沉、迟、数为宗"，对后世脉学有相当影响，李时珍将其辑入《濒湖脉学》中。

⑤捻：轻轻搓转。

⑥黎氏：黎民寿，南宋人，著有《决脉精要》。该书承传《脉诀》，分类有度，探析黎氏"脉证并重"的诊断思想。

⑦卦：八卦，用阴阳符号排列组成八种形式，用以象征各种自然现象和人事现象。

⑧洪紧：脉象名。

⑨循：抚慰、摩、抚摩。此处指轻按、轻取。

⑩三秋：此处指秋季三个月。古时人们将秋季的七、八、九月份分别称为孟秋、仲秋、季秋，合称"三秋"，代指秋天。

⑪令：时令、季节，此处指秋季。

⑫芤：音 kōu，葱的别称。此处指芤脉，一种浮大而中空的脉象，多见于失血证。与后文中之"虚""濡""散"皆为脉象名。

⑬ 拍拍：搏动有力的样子，指脉象搏动有力。

⑭ 悠悠：缓慢之意，形容脉象从容不迫，去势和缓。

⑮ 捻：按之意。

⑯ 豁然：开通、开阔之意。此指脉象空豁无力。

⑰ 居：留止。

⑱ 寒拘：拘，限制、约束。寒拘，指由于寒邪凝滞，肌表筋脉拘紧、牵强不伸之意。

⑲ 眩：症状名，指眩晕。

⑳ 关上：关部，寸口脉分为寸、关、尺三部，关部位于桡骨茎突处。

㉑ 土衰兼木旺：指肝旺脾虚。

【译文】

浮脉（属阳脉），轻指力切脉即感脉象清晰，重取却感觉不明显（《脉经》）。切脉指感如同微风吹拂鸟背上的羽毛，轻虚平和，好似抚摸到轻柔的榆钱一般（《素问》），按着水中漂浮着的木片一般（崔氏），轻轻搓转葱叶一般（黎氏）。

浮脉之象取法于天，有轻柔上扬，在卦象中属乾卦，在时令中主秋季，在人体主肺脏，在体应皮毛。如若脉气过盛，就会中间坚实而边缘虚软，犹如抚摸鸡羽的感觉一样，这是病邪在表的反应。如若脉气不足，则脉来时好似按在绒毛上一般，指感浮软无力，这是病邪在里的表现。《脉诀》说：用手按脉，如果脉气太盛，即为浮脉兼有洪脉、紧脉的征象，不是单纯的浮脉。

浮脉仅从肌肉的浅层循行，指下感觉就像轻轻地抚摸在榆荚或羽毛上。在秋季如见到浮脉，与节令相符，是没有疾病的表现，久病的人见到浮脉可能是病情危重的表现，需警觉。

浮脉似水中的漂木，浮大中空为芤脉；来势汹涌如波涛拍岸，去势减缓而衰弱的为洪脉；浮取迟大且按之空豁，寸、关、尺三部皆无力为虚脉；浮而轻柔无力且脉体细小的是濡脉；若出现散脉，则脉体浮大而散，似杨花飘落，至数不匀，行踪难定。

浮而搏动有力是洪脉，浮而迟缓稍大是虚脉，浮而虚弱甚者是散脉，浮而搏动无力是芤脉，浮而柔弱细小是濡脉。

浮脉为阳脉，多主表证。浮兼迟多主中风，浮兼数多主热病在表，浮兼紧主寒邪外束。浮而有力多主风热，浮而无力见于久病多主血虚。

若浮仅见于寸部，常为头痛眩晕，或见于风痰之邪聚于胸中。若浮脉见于关部，左关浮，主肝阳有余，右关浮，主脾气偏衰。两尺脉浮，主肾气衰，可见二便不利。

浮脉主病在表，脉浮而搏动有力主表实，脉浮而搏动无力主表虚。浮而兼迟主太阳中风，浮而兼数主风热在卫，浮而兼紧主风寒在表，浮而兼缓主风湿在表，浮而兼虚多见于暑气初起，浮而兼芤多见于骤然大出血，浮而兼洪主虚热证，浮而兼散主虚劳重证。

【脉理解析】

浮脉的形成，多因外邪侵袭肌表，体内卫阳之气抵抗外邪则正气外充，阳气浮越，鼓于表而致。故浮脉脉位表浅，轻指力即可应指。若久病之人，出现浮脉，就要考虑是否气血阴阳耗伤严重，阳气大伤，虚阳外越不能内守之危象，此脉浮大而无力。

浮脉的相类脉有：洪脉、虚脉、濡脉和散脉。一般的浮脉，有如木块漂浮在水面上，轻缓地飘动着。如果浮而显大，稍重按却有一种中间空虚的感觉，这叫作芤脉。黎民寿在《决脉精要》里说："如捻葱叶，则混于芤脉矣。"后世医家也多用"葱叶"来形容芤脉，说明芤脉血少脉空。如果脉浮而拍拍地搏动有力，这叫作洪脉。洪脉，在触手的时候（来时）虽然感觉有劲，但当它下落（去）的时候，却又慢慢地减弱了。正常的浮脉，比较轻缓而平和，有如捻着葱管，劲不太大。假使脉浮而搏动迟缓，虽觉稍大，却是空豁无力的，这叫作虚脉；假使脉浮而柔弱细小，这叫作软脉；至于脉来漫无根蒂，去来不明，好像飞散无定的杨花一样，这是散脉了。

【主病发微】

临床诊察浮脉，最主要的是从有力和无力来分辨；有力，多为风、寒、痰、热等病邪的征象；无力，则多属于气血虚损。因此浮脉虽多主表，但并不是说凡见表证则必现浮脉，或凡是见浮脉都为表证。临床上当结合患者体质、患病深浅和病邪性质详细分析之。

浮脉多主表证，多在得病之初，病位较浅，因此病情较轻。

浮而有力：主邪气侵袭肌表，且正气未衰。

浮而无力：主里虚证。

浮数：主风热袭表。

浮紧：主风寒束表。

浮缓：主风湿束表。

浮而虚弱无力：主暑热耗气伤津。

浮洪无力：多主虚热。

另外，寸、关、尺三部，可以诊察上、中、下三焦的病变。所以风邪在上，扰动清窍则可见头痛、目眩。风热痰浊聚积在胸膈，则上焦气机不畅，此二者皆可于寸部见浮脉。脾胃属中焦，脾气虚弱，鼓动无力，又被肝气所乘，关部脉多见浮；肾和膀胱属下焦，肾气不足，膀胱气化不利，大小便不通，尺部脉多见浮。

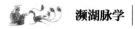
【临床举隅】

1. 风寒感冒

案例：发热无汗，头痛恶寒，身痛，鼻流清涕，咳痰清稀，舌薄苔白，脉紧。

治则治法：辛温解表，宣肺散寒。

处方用药：荆防败毒散加减（柴胡、甘草、桔梗、川芎、茯苓、枳壳、前胡、独活、荆芥穗、防风）。

2. 外感头痛

案例：头痛时作，连及项背，或恶风寒，遇寒更甚，喜以巾裹头，舌薄苔白，脉浮或紧。

治则治法：祛风散寒。

处方用药：川芎茶调散加减（薄荷、川芎、荆芥、细辛、防风、白芷、羌活、甘草）。

3. 风热咳嗽

案例：咳而不爽，咳痰稠黄，咽痛口渴，身热不扬，头痛不已，有汗恶风，舌红苔黄，脉浮数。

治则治法：疏风清热，宣肺止咳。

处方用药：桑菊饮加减（桑叶、菊花、杏仁、连翘、薄荷、桔梗、甘草、芦根）。

4. 温病后期

案例：神疲体倦，胸满气短，身热心烦，渴而不饮，纳呆，头重身痛，舌红少苔，脉浮而虚。

治则治法：清暑益气，生津除烦。

处方用药：清暑益气汤加减（西洋参、石斛、麦冬、黄连、竹叶、荷梗、知母、甘草、粳米、西瓜翠衣）。

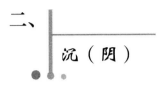

二、

沉（阴）

【原文】

沉脉，重手按至筋骨乃得（《脉经》）。如绵裹砂，内刚外柔[1]（杨氏[2]）如石投水，必极[3]其底。

沉脉法地，有渊泉[4]在下之象，在卦为坎[5]，在时为冬，在人为肾。又谓之石[6]，亦曰营[7]。太过则如弹石，按之益坚，病在外也。不及则气来虚微，去如数者，病在中也。《脉诀》言缓度三关[8]，状如烂绵者，非也。沉有缓数及各部之沉，烂绵乃弱[9]脉，非沉也。

体状诗 水行[10]润下脉来沉，筋骨之间软滑匀。女子寸兮男子尺[11]，四时如此号为平[12]。

相类诗 沉帮[13]筋骨自调匀，伏则推筋着骨寻[14]。沉细如绵[15]真弱脉，弦长实大是牢[16]形。

沉行筋间，伏行骨上，牢大有力，弱细无力。

主病诗 沉潜水蓄[17]阴经病[18]，数热迟寒滑有痰。无力而沉虚与气，沉而有力积[19]并寒。

分部诗 寸沉痰郁[20]水停胸，关主中寒痛不通。尺部浊遗[21]并泄痢，肾虚腰及下元痌[22]。

沉脉主里，有力里实，无力里虚。沉则为气，又主水蓄，沉迟痼冷[23]，沉数内热，沉滑痰食，沉涩气郁[24]，沉弱寒热，沉缓寒湿，沉紧冷痛，沉牢冷积[25]。

【注释】

① 如绵裹砂，内刚外柔：沉脉的脉象在触及时表面柔和如绵帛，内里却刚劲如砂石。"内外"是指脉管的中心、边缘而言。

② 杨氏：杨士瀛，南宋人，著有《仁斋直指方论》等书。

③ 极：穷尽。此处有探及之意，用作动词。

④ 渊泉：深渊。

⑤ 坎：《易》卦名。八卦之一，象水。

⑥ 石：脉象名。《素问·平人气象论》说："冬胃微石曰平。"马莳注："冬时肾脉必主于石，如石之沉于水也。"意谓脉来如石沉水。

⑦ 营：营行脉中，卫行脉外。此处喻脉气营居于内，即指沉脉。

⑧ 三关：此指寸、关、尺三部。

⑨ 弱：脉象名，脉来软细而沉。

⑩ 行：通"性"。

⑪ 女子寸兮男子尺：女子寸部脉、男子尺部脉多沉，属正常脉象。

⑫ 平：平脉，即正常脉象。

⑬ 帮：贴近、靠近之意。

⑭ 推筋着骨寻：寻，切脉。此处指须重按推筋着骨，方能触到脉搏。

⑮ 沉细如绵：指脉象沉而细软如棉。

⑯ 牢：脉象名。

⑰ 水蓄：水液聚积。

⑱ 阴经病：此处指阴证。水饮为有形之邪，属阴。

⑲ 积：病证名，指气滞、血瘀、痰食结聚于体内而成的固

定不移的有形包块。

⑳ 痰郁：病证名，指痰气郁结，六郁之一。

㉑ 浊遗：浊，指肾气不固、湿浊下注所致的小便浑浊之证，亦称"淋浊"。遗，指肾气不固、君相火旺所致之遗精、遗尿。

㉒ 下元㤠：㤠，音 tōng，同"恫"，疼痛。下元，下焦，包括肝肾。

㉓ 痼冷：病证名，指真阳不足，阴寒久伏体内所见畏寒、手足厥冷之证。

㉔ 气郁：情志郁结、肝气不舒之证。

㉕ 冷积：多指寒积腹痛。

【译文】

沉脉是用较大的力量按到筋骨，才可感觉到明显的脉搏跳动（《脉经》）。就好像棉絮裹着砂石一样，触之有外软而内硬的感觉（杨氏），又像石子投于水中，须摸至其底始可触知其形。

沉脉取法于地，地气重浊沉降，有渊泉深在地下之象。在卦象中属坎卦，在时令中主冬季，在人体主肾脏。肾主封藏，主下焦水位，故肾脉应沉，位置深，如石沉降，又称作石脉，又因沉脉沉实搏指，深聚内闭，故又曰营脉。脉气太盛，来时则如圆而坚硬的石头一样，重取它就更坚实，这是疾病在表的反应。脉气不足，那么脉来时虚弱，脉去时犹如数脉，这是疾病在里的表现。《脉诀》说："缓度三关，状如烂绵。"这种说法是错误的。沉脉有沉而缓与沉而急的不同，还有寸部之沉、关部之沉和尺部之沉的差异，脉形细弱无力如触烂绵者，当属弱脉，不是沉脉。

沉脉的脉位，如同水之特性，沉降下行，出现于肌肉、筋骨深部，唯重按始得。男子以气为本，气属阳易升浮，寸脉亦属阳，所以男子寸脉常比尺脉旺；女子以血为本，血属阴易沉降，尺脉亦属阴，所以尺脉常比寸脉强。但若四时皆如此，可称为平脉。

沉脉的脉象在筋骨之间柔和、均匀的搏动；若重按至推筋着骨才能摸到脉象的搏动为伏脉；若沉细柔软如绵状为弱脉；沉而弦长实大的是牢脉的脉象。

沉脉循行于筋骨之间，伏脉循行于骨骼之上；牢脉形大有力，弱脉形细无力。

沉脉多主水饮停蓄及三阴经病，沉数主里热，沉迟主里寒，沉滑主痰饮水肿。沉而无力为里虚，沉而有力主积滞和实寒。

寸部沉脉，可见痰邪郁闭、水停于胸；关部沉脉，可见脾胃寒凝气滞；尺部沉脉可见淋浊、遗溺、遗精等症，也可见于肾虚腰痛或小腹作痛等疾病。

沉脉主里证，沉而有力为里实证，沉而无力为里虚证。沉主气病，又主水饮停蓄。沉迟主陈寒痼冷之疾，沉数主痰饮食积，沉涩主气郁，沉弱主寒热，沉缓主寒湿，沉紧主冷痛，沉牢主冷积。

【脉理解析】

沉脉的形成有两个方面，一为邪实内郁，正气尚盛，邪正相争于里，致气滞血阻，阳气被遏，不能鼓搏脉气于外，故脉沉而有力，可见于气滞、血瘀、食积、痰饮等病证；二为气血不足，或阳虚气乏，无力升举鼓动，故脉沉而无力，可见于各脏腑的虚证。男子以阳为主，以气为本，气属阳易升浮，应于脉则不足于尺而沉。女子以阴为主，以血为本，血属阴易沉下，应于脉则不足于寸而沉。只要一年四季的搏动都是如此，为平和的正常脉象。此外胖人见沉脉，冬季脉象偏沉，部分人两手六脉皆沉细而无临床症状，也为常脉。

沉脉的相类脉有：伏脉、弱脉、牢脉。一般的沉脉，都是靠近筋骨之间，软滑而均匀地跳动着的。其他相类脉脉形相似却不同，临床实践中应仔细鉴别。伏脉重按推筋着骨始得，甚则伏而不见。其具体特点是脉管搏动的部位比沉脉更深，隐伏于筋下，附着于骨上。因此，诊脉时浮取、中取均不见，需用重指力直接按至骨上，推动筋肉才能触到脉动，甚至伏而不见。弱脉沉细无力而软。其具体特点是位沉、形细、势软。由于脉管细小不充盈，其搏动部位在皮肉之下靠近筋骨处，指下感到细而无力。牢脉沉取实大弦长，坚牢不移。其具体特点是脉位沉长，脉势实大而弦。牢脉轻取、中取均不应，沉取始得，但搏动有力，势大形长，为沉、弦、大、实、长五种脉象的复合脉。

【主病发微】

沉脉属阴，多反映机体内在病证。沉而有力主里实证，沉而无力主里虚证。沉脉主气病又主水饮内停。

沉迟：迟为寒，沉迟相兼为真阳不足、阴寒内盛之证。

沉数：数为热，沉数相兼为内热亢盛。

沉滑：滑主痰，沉滑相兼为痰食积聚。

沉涩：涩主瘀，沉涩相兼为脉流艰涩不畅，血瘀阻滞。

沉细：细主虚，沉细相兼主气血不足。

沉弦：弦主肝病或水饮。沉弦相兼主肝气郁结或水饮内停。

沉弱：弱主阴阳气血诸虚，沉弱相兼主虚寒或虚热。

沉缓：缓主湿，沉缓相兼为寒湿。

沉紧：紧寒主痛，沉紧脉主寒痛。

沉牢：牢为邪闭、痛极，沉牢脉主寒积腹痛。

沉脉分见于三部，也各有所主。寸部候上焦（心胸），痰邪郁闭或水饮停蓄积于胸膈，阳气受阻或者阳气衰微，则多见寸脉沉。关部候中焦（脾胃），寒凝中焦，不能鼓动脉气，气滞而

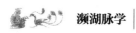

痛，故多见关脉沉。尺部候下焦（肾），由于下焦元阳亏损所致之淋浊、遗溺、遗精、泄痢或肾虚腰痛、小腹作痛等下焦病证，可见尺脉沉。

【临床举隅】

1. 寒湿腰痛

案例：腰部冷痛重着，阴雨天加重，静卧痛不减，舌苔白腻，脉沉。

治则治法：温经通络，散寒除湿。

处方用药：独活寄生汤（独活、桑寄生、杜仲、牛膝、细辛、秦艽、茯苓、肉桂心、防风、川芎、人参、甘草、当归、芍药、干地黄）。

2. 肾虚头痛

案例：头脑空痛，眩晕耳鸣，腰膝无力，遗精带下，舌红，脉沉细。

治则治法：养阴补肾。

处方用药：大补元煎（党参、当归、枸杞子、炒山药、山茱萸、甘草、熟地黄、杜仲）。

3. 食伤泄泻

案例：腹痛肠鸣，嗳气不欲食，泻下臭如败卵，泻后痛减，脘腹胀闷而痞，舌苔垢浊，脉沉弦，滑数及气口脉紧亦有伤食者。

治则治法：通因通用，消食导滞。

处方用药：枳实导滞丸（枳实、大黄、黄连、黄芩、六神曲、白术、茯苓、泽泻）。

4. 寒凝经闭

案例：经停数月，小腹疼痛，面青肢冷，胸闷恶心，大便不实，舌苔白，脉沉紧。

治则治法：温经散寒行滞。

处方用药：温经汤（吴茱萸、麦冬、当归、芍药、川芎、人参、桂枝、阿胶、牡丹皮、生姜、甘草、半夏）。

5. 瘀血月经量少

案例：月经量少，色紫有块，少腹胀痛，痛而拒按，大便色黑，舌质紫黯有瘀点，脉沉涩。

治则治法：活血化瘀，温经散寒。

处方用药：桃红四物汤（白芍、当归、熟地黄、川芎、桃仁、红花）。

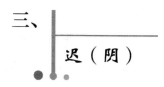

三、迟（阴）

【原文】

迟脉，一息三至[①]，去来极慢（《脉经》）。

迟为阳不胜阴[②]，故脉来不及[③]。《脉诀》言，重手[④]乃得，是有沉无浮。一息三至，甚为易见。而曰隐隐，曰状且难[⑤]，是涩脉矣，其谬可知。

体状诗 迟来一息至惟三，阳不胜阴气血寒[⑥]。但把浮沉分表里[⑦]，消阴须益火之原[⑧]。

相类诗 脉来三至号为迟，小[⑨]快于迟作缓持。迟细而难知是涩[⑩]，浮而迟大以虚推[⑪]。

三至为迟，有力为缓，无力为涩，有止为弦，迟甚为败，浮大而软为虚。黎氏曰：迟小而实，缓大而慢；迟为阴盛阳衰，缓为卫盛营弱，宜别之。

主病诗 迟司脏病或多痰，沉痼癥瘕[⑫]仔细看。有力而迟为冷痛，迟而无力定虚寒。

分部诗 寸迟必是上焦[⑬]寒，关主中寒痛不堪。尺是肾虚腰脚重[⑭]，溲便不禁疝牵丸[⑮]。

迟脉主脏，有力冷痛，无力虚寒。浮迟虚寒，沉迟里寒。

【注释】

①一息三至：医者以自己呼吸来计算患者脉搏次数，一呼一吸即为一息，脉搏动一次为一至。一息四至为平脉，一息三至为迟脉。

② 阳不胜阴：指人体阳气虚损而不能制阴，造成阴盛。

③ 不及：一呼一吸不足四次。

④ 重手：重指力切脉。

⑤ 难：指下感觉脉来涩滞，不顺畅。

⑥ 气血寒：指阳气不足，虚寒证。

⑦ 表里：指病位之表里。诊察迟脉时以脉位浮沉区分病位在表在里，即浮迟为表寒，沉迟为里寒。

⑧ 益火之原：来源于"益火之源，以消阴翳"。益火，即补阳。指对于阳虚不能制阴，而造成阴寒之气相对偏盛的病证，当采用扶阳益火之法。

⑨ 小：稍微。

⑩ 涩：脉来艰涩不畅。

⑪ 虚推：虚，脉象名。可推知为虚脉。

⑫ 沉痼癥瘕：痼（gù），痼疾，指积久难治的病。癥瘕，指腹内包块。推之不移，痛有定处的为癥，病属血分；推之可移，痛无定处，时聚时散的为瘕，病属气分。

⑬ 上焦：三焦分部之上部，从咽喉至胸膈部。

⑭ 腰脚重：腰膝酸软，两足沉重。

⑮ 疝牵丸：疝，病名，疝气。指疝气牵引睾丸疼痛的症状。

【译文】

迟脉为每次呼吸脉动三次，往来脉动非常缓慢（《脉经》）。

迟脉为阳虚阴盛，所以脉率较慢，一息不足四次（正常为一息四至）。《脉诀》谓沉取乃得，是言迟脉有沉无浮，此说欠妥。迟脉一息三至，极为常见，浮沉位皆可见。而言其脉来不明显，往来艰涩不畅，是涩脉而不是迟脉。

迟脉一息脉动仅三次，其成因可能是阳虚阴盛、气血不足、虚寒内生等。在诊察迟脉时，还需结合脉位之浮沉来辨别病位的表里。而治疗阴偏胜之寒证应用温热药补益阳气的方法。

脉来一息三至为迟脉，比迟脉稍快为缓脉，脉象迟细且脉来艰涩不畅为涩脉，脉迟而浮大无力为虚脉。

脉搏一息三至的为迟脉，脉力稍强的为缓脉，往来艰涩不畅的是涩脉，脉有歇止的为结脉。脉来极度缓慢的为败证，预后多差，脉迟浮大而软的为虚脉。黎氏说：迟脉，脉形细而有力；缓脉，脉体大而急慢。迟脉主阴盛阳衰，缓脉主卫气盛，营气虚，当有区别。

迟脉主脏病或多痰，沉迟脉主癥瘕顽疾须仔细查看。迟而有力为寒凝冷痛，迟而无力必定是虚寒。

寸部迟必定是上焦的寒证；关部迟主中焦寒证，疼痛不堪；尺部迟主肾虚，腰腿沉重，小便不禁，疝气疼痛牵引睾丸等疾病。

迟脉主脏病，迟而有力主寒凝冷痛，迟而无力主虚寒。浮迟主表寒，沉迟主里寒。

【脉理解析】

迟脉的判断主要是根据脉搏跳动的至数。脉管的搏动有赖于阳气的推动。寒邪侵袭人体，困遏阳气，或阳气亏损，均可导致心动迟缓，气血凝滞，脉流不畅，使脉来迟慢。若为阴寒内盛而正气不衰的实寒证，则脉来迟而有力；若心阳不振，无力鼓运气血，则脉来迟而无力。故其治疗皆可"寒者热之"。迟脉不仅可以见于寒证，如阳明腑实证，见邪热亢盛与糟粕相搏，结为燥屎，阻塞肠道，腑气壅滞不通，气血运行受阻，经隧阻滞，脉道不利，可见迟而有力的脉象。除此之外，迟脉也可见于正常人，如一些运动员或经常进行体育锻炼的人若见迟脉，可属正常的表现。正常人睡后，脉率较慢，也可见生理性迟脉。

迟、缓、涩、虚四脉皆为脉率较慢的脉象，属迟脉类。其中缓脉有生理病理之分。若脉来和缓，一息四至，应指均匀，是脉有胃气的一种表现，称为平缓，多见于正常人；若脉来怠缓无力，弛纵不鼓为病脉。涩脉脉来艰涩不畅，如"轻刀刮竹"。其具体特点是脉形较细，脉势滞涩不畅，至数较缓而不匀，脉力大小亦不均，呈三五不调之状。虚脉则三部脉举之无力，按之空虚。其具体特点是脉搏搏动力量软弱，寸、关、尺三部，浮、中、沉三候均无力，是脉管的紧张度减弱，脉管内充盈度不足的状态。此四脉同中有异，需结合临证辨识。

【主病发微】

迟而有力：主阴寒过盛，气血不通。

迟而无力：主阳气不足而虚寒内生。

迟浮：主表寒。

迟沉：主里寒。

迟滑：为痛，或为寒痰。

迟浮滑：多为风痰。

迟滑大：为顽痰胶固。

迟缓：寒邪阻遏，胃失和降；或脾肾虚寒。

迟弦：素脾阳虚，肝寒过甚，肝木乘土；或邪入阴分，复感风寒，阳气失运，湿困中阳，或少阳不和，寒湿内阻。

迟细：主血虚。

迟涩：主血虚；主寒。

迟脉可分见于三部。寸主上焦，心胸部寒邪凝滞，阳气郁闭则两寸多见迟脉。关主中焦，阳气受阻则见积冷伤脾，癥结、挛筋等寒痛证，两关多见迟脉。尺主下焦，凡是阳虚肾虚火衰，腰脚重痛，溲便不禁，睾丸疝痛等，两尺多见迟脉。

【临床举隅】

1. 寒湿便秘

案例：不食，大便秘结，腹痛，不寐，肢冷，舌白滑，甚则灰，脉迟。

治则治法：通三焦之阳，急祛浊阴。

处方用药：椒附白通汤（生附子、川椒、淡干姜、葱白、猪胆汁）。

2. 虚寒呃逆

案例：呃声沉缓有力，胃脘不舒，得热则减，得寒愈甚，苔白润，脉迟缓。

治则治法：温中祛寒。

处方用药：丁香散（丁香、柿蒂、炙甘草、良姜）。

3. 肝寒胃痛

案例：脘腹疼痛，肢厥畏寒，口不渴，干呕吐沫，苔白，脉弦迟。

治则治法：暖肝温胃。

处方用药：吴茱萸汤（吴茱萸、生姜、人参、大枣）。

4. 产后虚寒腹痛

案例：少腹绵绵作痛，得热痛减，头晕目眩耳鸣，恶露淡红，指甲无血色，舌质淡红，脉细迟。

治则治法：补气养血，温经止痛。

处方用药：当归生姜羊肉汤（当归、生姜、羊肉）。

5. 月经过多

案例：月经过多，色淡，质稀。面色苍白，唇甲色淡，困倦乏力，头晕气短，动后心悸，形体消瘦，脉迟涩。

治则治法：补气摄血。

处方用药：归脾汤（白术、人参、黄芪、当归、甘草、茯苓、远志、酸枣仁、木香、龙眼肉、生姜、大枣）。

6. 肠痈

案例：少腹肿胀，内有痞块，按之即痛，时时发热，复有恶寒，脉象迟紧。

治则治法：化瘀消肿。

处方用药：大黄牡丹皮汤（大黄、牡丹皮、桃仁、瓜子、芒硝）。

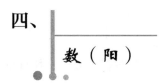

四、

数（阳）

【原文】

数脉，一息六至（《脉经》）。脉流薄疾①（《素问》）。

数为阴不胜阳②，故脉来太过③焉。浮、沉、迟、数，脉之纲领。《素问》《脉经》皆为正脉④。《脉诀》立七表⑤、八里⑥，而遗数脉，止歌于心脏，其妄甚矣。

体状诗　数脉息间⑦常六至，阴微阳盛⑧必狂烦⑨。浮沉表里分虚实，惟有儿童作吉看⑩。

相类诗　数比平人⑪多一至，紧来如数似弹绳⑫。数而时止⑬名为促，数见关中⑭动脉形。

数而弦急为紧，流利为滑，数而有止为促，数甚为疾，数见关中为动。

主病诗　数脉为阳热可知，只将君相火⑮来医。实宜凉泻⑯虚温补，肺病秋深却畏⑰之。

分部诗　寸数咽喉口舌疮，吐红⑱咳嗽肺生疡⑲。当关⑳胃火并肝火㉑，尺属滋阴降火汤㉒。

数脉主腑㉓，有力实火，无力虚火。浮数表热，沉数里热，气口数实肺痈，数虚肺痿。

【注释】

①薄疾：薄，同"迫"。急迫而快之意。

②阴不胜阳：指"阳胜则热"或"阴虚则热"。两者都可见数脉。

③ 太过：脉的速率超过常脉。

④ 正脉：常见脉。《素问》《脉经》皆认为浮、沉、迟、数为脉之纲领，常与其他脉象相兼出现，为常见脉。

⑤ 七表：指属阳的脉，包括浮、弦、芤、紧、滑、洪、实。

⑥ 八里：指属阴的脉，包括微、迟、沉、伏、缓、濡、涩、弱。

⑦ 息间：一呼一吸之间。

⑧ 阴微阳盛：阴液不足之虚热证，或阳热亢盛的实热证。

⑨ 狂烦：邪热扰动心神而发心烦或狂躁之证。

⑩ 吉看：儿童脉率较快，一息六至当视为正常之脉。

⑪ 平人：指无病之人。正常人的脉象至数，一息四到五至。

⑫ 弹绳：如绷急的绳索，弹指有力。

⑬ 时止：脉搏跳动伴有无规律的间歇。

⑭ 数见关中：数脉只在关部中可以触及。

⑮ 君相火：人体之火分为君火与相火。君火，指心火，心为"君主之官"。相火，与"君火"相对，一般认为是寄藏于下焦肝肾，有温养脏腑，主司生殖的功能。二火相互配合，共同温养脏腑，推动人体功能活动。

⑯ 凉泻：寒凉之品可行清热泻火之功。

⑰ 畏：病情危重之意。

⑱ 吐红：指咯血、咳血，由邪热犯肺所致。

⑲ 肺生疡：疡，疮疡。指肺部邪热内壅，血败肉腐而致肺脏生疮，形成脓疡的一种病证。

⑳ 当关：指数脉见于关部。

㉑ 胃火并肝火：若左关脉数，多为肝火；右关脉数，多为胃火内盛。

㉒ 滋阴降火汤：具有滋阴降火功效的方药。

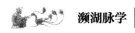

㉓数脉主腑：腑为阳，此处指数脉为阳脉。

【译文】

数脉，一呼一吸脉跳六次（《脉经》），应于指下有轻快之感（《素问》）。

数脉为阴虚阳盛，故脉搏次数超过正常。脉理虽繁，然浮、沉、迟、数四脉为诸脉之纲领。《素问》《脉经》皆认为数脉为常见脉象。《脉诀》一书立"七表八里"几道脉，但遗漏了数脉，仅在心脏病歌中才予以补入，这显然是错误的。

数脉一次呼吸脉动六次，多见于阴虚阳盛，其表现大都有精神烦躁，甚则狂言谵语。数脉有兼浮、沉、有力、无力之别。若脉浮数则为表热，沉数则为里热，数而无力则为虚热，数而有力则为实热。若儿童脉率一息六至当视为正常的脉象。

数脉与平脉相比，一息多一至。紧脉虽与数脉相似，但紧脉脉形如牵绳转索，左右弹指；数脉若伴无规律有歇止为促脉；若脉数仅现于关部，且脉形短小的应为动脉。

脉象见数而兼弦急为紧脉；数而走势流利为滑脉；数而兼无规律停顿为促脉，比数脉快甚者为疾脉；若脉数仅现于关部，且脉形短小的应为动脉。

数脉为属阳的脉象，多主君相火之热证，因分而治之。实热宜选用清热泻火法，气虚发热宜选用温补之法。肺病阴伤之人在深秋时节见到数脉，病多凶险。

两寸脉数多主咽喉痛，口舌生疮，或见咳嗽咯血、肺热脓疡等证。两关脉数多为胃火或肝火炽盛。两尺脉数属肾阴虚，虚火上扰，此宜用滋阴降火之类的方药治疗。

数脉主阳热之证，数而有力为实火，数而无力为虚火，浮数为表热，沉数为里热。寸口数而有力可见于肺痈，数而无力多见于肺痿。

【脉理解析】

数脉主热证，热证当分虚实。实证乃阳热亢盛致阴津不足；虚证乃阴津不足，阴不制阳，热从内生。

数脉作为六纲脉之一，是脉搏跳动次数加快的象征，一般多主热证。其形成机理为实热内盛，或外感病邪热亢盛，正气不衰，邪正相争，气血受邪热鼓动而运行加速，则见数而有力，往往热势越高脉搏越快。病久阴虚，虚热内生也可使气血运行加快，且因阴虚不能充盈脉道，而脉体细小，故阴虚者可见脉细数无力。但小儿为"纯阳之体"，脏腑清灵，生机旺盛，气机流畅，血行流利，故脉率较快，不得作病脉论。

除此之外，数脉还可出现在气血不足的里虚证中，心主血脉，主要依赖于心气的推动。若人体气血亏虚，为满足身体各脏腑、组织、器官生理功能的需要，心气勉其力而行之，则表现为心动变快而脉动加速、脉率增快，但必数而无力。若为阳虚阴盛，虚阳上浮；或为精血亏甚，无以敛阳，而致阳气外越，亦可见数而无力之脉。所以古人说"暴数者多外邪，久数者必虚损"。

秋季至于肺病伤阴的人，在秋季最忌见到数脉。因古人以肺气属秋，秋深的天气干燥，对肺病伤阴之人是不利的。如再见数脉，说明火热内盛，燔灼肺阴，治疗就更加困难了。

数脉与紧脉、促脉、动脉，因其在脉率上均较快，故为相类脉，而其脉形各异。如紧脉绷急弹指，状如牵绳转索。其具体特点是脉势紧张有力，坚搏抗指，脉管的紧张度、力度均比弦脉高，其指感比弦脉更加绷急有力，且有旋转绞动或左右弹指的感觉，但脉体较弦脉柔软。促脉脉来数而时有一止，止无定数。其具体特点是脉率较快且有不规则的歇止。动脉仅见关部有脉，滑数有力。动脉具有短、滑、数三种脉象的特征，其

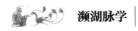

脉搏搏动部位在关部明显，应指如豆粒动摇。

【主病发微】

切脉诊病时，数脉常与浮脉、细脉、弦脉、滑脉等脉相兼出现，主病也各不相同。

浮数：主表热。

沉数：主里热。

细数：主阴虚火旺。

弦数：主肝火上炎。

弦滑：主痰热。

濡数：主风、湿、痰热。

洪数：主实热。

弦滑数：风痰化热。

细弱数：主心阳不振。

结合左右寸、关、尺三部来看，左寸候心，左寸脉数，舌为心之外候，故心火炽盛，可见口舌溃烂生疮。右寸脉候肺，右寸数为肺热炽盛，"喉为肺之门户"，故可见咽喉肿痛、咳嗽、咯血，甚至热壅血瘀而见肺生脓疡。右关候脾胃，右关脉数为胃火偏盛，可见胃部灼痛、消谷善饥、牙疼、口臭等。左关候肝，左关脉数为肝火炽盛，可见目赤肿痛、烦躁耳鸣、头晕头痛等。两尺候肾和命门，两尺脉数多见肾阴亏损，虚火亢盛，可出现腰膝酸软、潮热盗汗、遗精耳鸣等，宜用滋阴降火之法来治疗。

【临床举隅】

1. 风热咳嗽

案例：咳嗽痰少，身热不甚，口微渴，舌红，苔薄白，脉浮数者。

治则治法：疏风清热，宣肺止咳。

处方用药：桑菊饮（桑叶、菊花、桔梗、连翘、杏仁、甘草、薄荷、芦根、知母、石膏）。

2. 湿热下注尿浊

案例：小便混浊，或茎中热痛，渴不欲饮，心烦失眠，舌淡红，苔黄腻，脉濡数。

治则治法：健脾化湿，清热通淋。

处方用药：萆薢分清饮（益智仁、川萆薢、石菖蒲、乌药）。

3. 肝阳上亢眩晕

案例：头晕头痛，心中热烦，面如醉酒，或头痛发热，目张耳鸣，甚则颠仆，每因烦劳或恼怒增剧，舌红苔黄，脉象弦数。

治则治法：平肝潜阳，滋肝益肾。

处方用药：天麻钩藤饮（天麻、钩藤、石决明、山栀、黄芩、川牛膝、杜仲、益母草、桑寄生、夜交藤、朱茯神）。

4. 痰热不寐

案例：夜不能寐，多梦，胸闷痰多，口苦目眩，舌苔黄腻，脉滑数。

治则治法：清热豁痰，开窍宁神。

处方用药：顺气导痰汤（橘红、茯苓、半夏、甘草、胆南星、木香、香附、枳实）。

5. 消渴上消

案例：口干舌燥，大渴引饮，随饮随渴，多饮亦渴，大便如常，小便频多，或饮一溲一，舌边尖红，脉洪数。

治则治法：清润肺金，生津止渴。

处方用药：消渴方（黄连末、天花粉末、人乳汁（或牛乳）、藕汁、生地黄汁、姜汁、蜂蜜）。

6. 心阳不振心悸

案例：头晕心悸，形寒肢冷，神疲乏力，胸闷脘痞，舌淡苔白，脉细数而弱。

治则治法：振奋心阳，益气行水。

处方用药：苓桂术甘汤（茯苓、桂枝、白术、甘草）。

五、

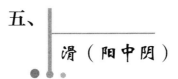

滑（阳中阴）

【原文】

滑脉，往来前却①，流利辗转②，替替③然如珠之应指（《脉经》），漉漉④如欲脱。

滑为阴气有余⑤，故脉来流利如水。脉者，血之府⑥也。血盛⑦则脉滑，故肾脉⑧宜之；气盛则脉涩，故肺脉⑨宜之。《脉诀》云按之即伏⑩，三关如珠，不进不退，是不分浮滑、沉滑、尺寸之滑也，今正之。

体状相类诗 滑脉如珠替替然，往来流利却还前⑪。莫将滑数为同类，数脉惟看至数间⑫。

滑则如珠，数则六至。

主病诗 滑脉为阳元气衰⑬，痰生百病⑭食⑮生灾。上为吐逆下蓄血⑯，女脉调时⑰定有胎⑱。

分部诗 寸滑膈痰⑲生呕吐，吞酸⑳舌强㉑或咳嗽。当关宿食肝脾热，渴㉒痢癫㉓淋看尺部。

滑主痰饮，浮滑风痰，沉滑食痰，滑数痰火，滑短宿食。《脉诀》言：关滑胃寒，尺滑脐似冰。与《脉经》言关滑胃热，尺滑血蓄，妇人经病之旨相反，其谬如此。

【注释】

① 前却：前，前进；却，后退。此处指滑脉搏动时前后往来，应指皆圆滑流利。

② 辗转：不停转动。

中医白话解读本丛书

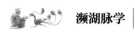

③ 替替：持续不断，此处形容滑脉搏动的形态。

④ 漉漉：象声词，转动的样子。此处形容滑脉如颗颗滚落的水珠那样滑利。

⑤ 阴气有余：此处当指血液充盛，运行通畅，而成滑脉。

⑥ 血之府：人体之血液皆在脉管中循行，故名。

⑦ 血盛：血液充盛，与前句"阴气有余"相一致。

⑧ 肾脉：解释有二，一为十二经脉之一的足少阴肾经；二是指寸口脉的尺部脉。

⑨ 肺脉：解释有二，一为十二经脉之一的手太阴肺经；二是指寸口脉的寸部脉。

⑩ 伏：隐藏、蛰伏之意，指重指力切脉则指下感觉不明显。

⑪ 却还前：回转，回旋。

⑫ 惟看至数间：其要点只在一呼一吸之间的至数多少。

⑬ 元气衰：此句语意不详。有人认为元气衰微，不能摄持肝肾之火，虚火入血分，则脉见滑象。可参。

⑭ 痰生百病：痰饮既是病理产物，又是致病因素。痰饮形成后，饮多留积于肠、胃、胸胁、腹腔及肌肤；而痰则随气机升降流行，内而脏腑，外至皮肉筋骨，无处不到，形成多种病证。

⑮ 食：此处指食积。

⑯ 蓄血：病证名。指外邪由表入里，热邪与血结于下焦，出现少腹结急，下血，神志如狂，发热等症状的病证。

⑰ 调时：指气血调和，身体无恙。

⑱ 有胎：有身孕。

⑲ 膈痰：胸膈上焦之痰饮停聚。

⑳ 吞酸：指胃内酸水上攻口腔、咽溢，不及吐出，而随即下咽之病证。

㉑ 舌强：强，音 jiàng，指舌体僵硬，不灵活，言语謇涩不利。

㉒ 渴：上消，此处泛指消渴。

㉓ 癀：音 tuí，指癀疝，病名。指睾丸肿大坚硬，重坠胀痛或麻木，不知痛痒的病证。

【译文】

滑脉来去流利，搏动如圆珠一样应于指下（《脉经》），又像不断渗出来的圆润欲脱的水珠一般。

滑脉为血液充盛，所以脉搏像水一样流利。脉是血液运行的场所，血液充盈则出现滑脉。精血同源，所以说肾脉宜见滑脉；气盛则血少，血少则脉涩，故肺为多气少血之脏，故肺脉宜见涩脉。《脉诀》云滑脉是重手取之隐伏不显，但在寸、关、尺三部却一直能够感觉到脉动圆滑流利，不快不慢。这种说法是对滑脉不分脉位，不分浮滑、沉滑，不分尺部、寸部之滑的错误，应该予以纠正。

滑脉像一颗颗滚动圆滑的珠子不断从指下溜过，往来十分流利又有回旋的感觉，不要将滑脉、数脉混作一类，数脉主要看每次呼吸之间至数多少。

滑脉的脉形往来滑利，如盘走珠，数脉一息可达六至。

滑脉为阳脉，可见于元气虚衰，或痰饮、食积，也可主胃气上逆而致之呕吐，和血热互结在下之蓄血病。妇女若没有什么疾病而突然停经是怀孕的表现。

寸部见滑脉，主痰饮邪停在心肺胸膈，而易致呕吐、吞酸、咳喘，或舌体僵硬、语言謇涩等症状。两关部见滑脉，或为肝经郁热，或宿食停滞、脾胃蕴热。两尺部脉可触及滑脉者，多见消渴、痢疾、癀疝、淋浊等病。

滑脉一般主痰饮，这也是滑脉主病的总纲。若脉见浮而滑者主风痰；沉而滑者多为食积内停，损伤脾胃，脾运失健，水湿不运而内生之痰浊；滑脉与数脉相兼，多主痰火内盛；滑脉与短脉相兼出现，多为宿食停滞，脾胃纳化失常的病证。《脉诀》一书中所说，关部脉滑者主胃寒，尺部脉滑者主下焦阴寒内盛而产生的脐以下冰冷之症。这与《脉经》中所说，关部脉滑主胃热证，尺部脉滑者为蓄血、妇女月经病的本意相反。这种说法是错误的。

【脉理解析】

滑脉是气血充盛的表现，血盛则血流量大，气足则推动血行有力，血流速度较快，血管扩张，管壁较薄，柔度较大，而形成滑象。血行通畅，则往来流利，应指圆滑，平人气血旺盛，脉来和滑。若病中脉滑，则为邪气亢盛，正气亦盛，抗邪有力，气血壅盛，血行加快，则脉来滑数。故发热、湿热、宿食和痰饮喘咳等证候，常见滑数脉。孕妇脉滑，乃血盛养胎之兆，如张景岳云："若平人脉滑而冲和，此是荣卫充实之佳兆。"

浮滑：主风痰。

沉滑：主痰而病在里。

滑数：主痰火内盛。

滑短：主宿食停滞。

弦滑：主痰阻，或痰厥，或阳虚饮停。

细滑数：主阴虚夹痰，或阴虚夹湿热。

濡滑：主痰浊中阻，或痰浊化热。

寸关尺三部分别出现滑脉则主病亦不同。若寸部脉见滑脉，多见胸膈间痰饮内盛，心阳受阻则舌强，肺气上逆则咳嗽，膈肌不利则呕吐、吞酸；若关部脉见滑脉，则肝脾因而受困，宿食不消，郁而化热；若尺部脉见滑脉，则多见肾或膀胱、大小肠湿热下注，蒸腾气化不行，而为消渴、痢疾、癞疝、淋病等。

【临床举隅】

1. 食积不寐

案例：不寐，入睡困难，卧不得安，嗳腐吞酸，胸脘胀闷，纳呆，时欲呕恶，大便异臭，舌苔黄腻，脉滑。

治则治法：和胃化滞，宁心安神。

处方用药：保和丸（山楂、神曲、半夏、茯苓、陈皮、连翘、莱菔子）。

2. 痰热胃痛

案例：胃脘灼热疼痛，口干而苦，口渴不欲饮，头重肢困，纳呆恶心，小便色黄，大便不畅，舌苔黄腻，脉象滑数。

治则治法：清热化痰，理气和中。

处方用药：清中汤（黄连、炒山栀、陈皮、茯苓、半夏、草豆蔻仁、炙甘草）。

3. 湿热痢疾

案例：腹痛，以脐周为主，频频临厕，便下赤白黏液，日行十多次，大便少，伴有赤白黏液，里急后重，肛门灼热，口干口苦，小便短赤，舌红苔黄腻，脉濡数。

治则治法：清肠化湿，调气和血。

处方用药：芍药汤（黄芩、芍药、炙甘草、黄连、大黄、槟榔、当归、木香）。

4. 痰浊上蒙眩晕

案例：眩晕反复发作5年，头重如蒙，目视昏暗，胸闷泛恶，甚则呕吐痰涎，食少，嗜睡，舌苔白腻，脉弦滑。

治则治法：燥湿祛痰，健脾和胃。

处方用药：半夏白术天麻汤（半夏、白术、陈皮、茯苓、大枣、甘草）。

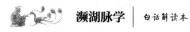

5. 风痰咳嗽

案例：患者于5天前出现发热、恶风、鼻塞、咳嗽，自行服用感冒药、止咳化痰药物，症状不减。2天前咳嗽、咳痰加重，于今日来诊。现症：咳嗽频剧，气粗，痰黄稠，咳吐不爽，口干，伴恶风、鼻塞、流黄涕。

治则治法：解表散风，止咳化痰。

处方用药：止嗽散（桔梗、荆芥、紫菀、百部、白前、甘草、陈皮）。

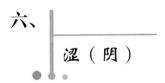

六、
涩（阴）

【原文】

涩脉，细而迟，往来难[①]，短[②]且散，或一止复来[③]（《脉经》），参伍[④]不调（《素问》）。如轻刀刮竹[⑤]（《脉诀》），如雨沾沙[⑥]（通真子[⑦]），如病蚕食叶[⑧]。

涩为阳气有余，气盛则血少，故脉来寒[⑨]滞，而肺宜之。《脉诀》言：指下寻之似有，举之全无。与《脉经》所云，绝不相干。

体状诗 细迟短涩往来难，散止依稀应指间。如雨沾沙容易散，病蚕食叶慢而艰。

相类诗 三五不调[⑩]名曰涩，轻刀刮竹短而难。微似秒芒[⑪]微软甚，浮沉不别有无间。

细迟短散，时一止曰涩。极细而软，重按若绝曰微。浮而柔细曰濡，沉而柔细曰弱。

主病诗 涩缘血少或伤精，反胃[⑫]亡阳[⑬]汗雨淋。寒湿入营为血痹[⑭]，女人非孕即无经。

分部诗 寸涩心虚痛对胸[⑮]，胃虚[⑯]胁胀察关中。尺为精血俱伤候，肠结[⑰]溲淋[⑱]或下红[⑲]。

涩主血少精伤之病，女人有孕为胎病，无孕为败血[⑳]。杜光庭云：涩脉独见尺中，形同代为死脉。

【注释】

① 往来难：指搏动往来艰难涩滞，不流畅。

中医白话解读本丛书

② 短：指脉位短，脉长不及三部。

③ 一止复来：时有一止，止而复来。指脉律不齐，与下面的"参伍不调"意同。

④ 参伍：读作"三五"，交错之意。

⑤ 轻刀刮竹：用刀轻轻刮在竹皮上，用以形容涩脉往来涩滞不利之象。

⑥ 雨沾沙：细雨渗湿沾和的沙土，十分容易松散，用以形容涩脉有散漫之感。

⑦ 通真子：宋代医家刘元宾之号。

⑧ 病蚕食叶：有病的蚕虫吃桑叶。用以形容涩脉犹如生病的蚕进食桑叶一样，缓慢而艰难。

⑨ 蹇：音 jiǎn，滞涩，不通畅。

⑩ 三五不调：指参差不齐之意。

⑪ 秒芒：禾芒。此处形容极细软。

⑫ 反胃：属病名。胃气上逆而致呕吐，表现为朝食暮吐，暮食朝吐，吐出不消化食物的病证。多由脾胃阳虚不能腐熟水谷。

⑬ 亡阳：属证名。指阳气骤然大量亡失而出现生命衰竭的危重证候。

⑭ 血痹：病名，多由气血内虚，劳倦汗出，或当风睡卧，邪气乘虚而入，导致气血闭阻不通而见肢体麻木，游走性的痹痛。

⑮ 痛对胸：指胸部疼痛。

⑯ 胃虚：指胃气虚弱。

⑰ 肠结：指大便秘结。

⑱ 溲淋：指小便不利，或淋沥不尽。

⑲ 下红：指肠风下血。

⑳败血：瘀血，也称干血。

【译文】

涩脉形细而脉率较慢，往来艰涩而不流利，且有浮散而脉位较短的特点，有时会有停歇（《脉经》），其脉律三五不匀（《素问》）。就像用刀轻轻地刮在竹子上（《脉诀》），或像沾满雨水的松散沙团一样（通真子），又像病蚕吃桑叶一样缓慢而艰难。

涩脉为阳气有余，气盛则血少，血少无以充盈脉管，故脉来涩滞，因肺主气，肺脏气多血少，故肺脉宜见涩脉。《脉诀》所说的"指下寻之似有，举之全无"乃为微脉，与《脉经》所说，绝不相干。

涩脉的脉象细而迟缓，脉体短，脉往来艰涩，应于指下浮散无力，好像有停顿歇止，又像沾满雨水的沙子，触之即散，或像病蚕食叶一样缓慢而艰难。

三五不调，脉律不均匀之脉称为涩脉，如轻刀刮竹一般脉形短而往来艰涩。而微脉如禾芒一样细软，无论浮取或沉取，皆是似有若无，脉象难辨。

细、迟、短、散，时一止复来曰涩。极细而软，重按仿佛要绝迹般，称为微脉。浮而柔细的称为濡脉，沉而柔细的称为弱脉。

涩脉本是因为营血亏少或精伤所致，反胃呕吐、大汗亡阳或寒湿伤于营血而致的血痹均可见涩脉。如妇女有孕而见涩脉，便为血不足以养胎；无孕而见涩脉，则为精血枯竭，难以受孕。

寸部出现脉涩为心血虚及胸痹而痛；关部出现脉涩为脾胃虚弱或肝失疏泄而致胸胁胀痛；尺部出现脉涩为精血亏损，可见到大便秘结，或小便淋沥，也可见于肠风下血或女子崩漏等病证。

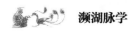

涩主血少精伤之病。女子有孕脉当滑，今反见涩，必为血不足以养胎，而为胎病。若无孕而脉涩，多为败血。杜光庭说：独尺中脉见涩者，其形散漫不收，且动中而有歇止，如同代脉者，乃属病危欲亡阳而见之绝脉。

【脉理解析】

涩脉其形细，"涩，不滑也"（《说文》）。脉形短，脉率缓，势无力，往来艰涩而不利，为细、迟、短、软而不流利之复合脉。其产生机理为气滞、血瘀、痰浊等邪气内停，阻滞脉道，血脉被遏，以致脉气往来艰涩，此系实邪内盛，正气未衰，故脉涩而有力。精血亏少，津液耗伤，不能充盈脉管，久而脉管失去濡润，血行不畅，以致脉气往来艰涩而无力。涩脉有有力和无力之分，脉涩而有力者，为实证；脉涩而无力者，为虚证。

涩脉的相类脉有微、细、迟、短、散脉等。微脉应指极细极软，犹如禾芒，其特点是脉形极细小，脉势极软弱，以致轻取不见，重按起落不明显，似有似无，二者不难区分。另外涩脉脉形细、迟、短、散，还应注意与细脉、濡脉、弱脉相鉴别。细脉脉细如线，但应指明显。其特点是脉道狭小，指下如线，但按之不绝，应指起落明显。濡脉浮细无力而软。其特点是脉管搏动的部位在浅层，形细而软，轻取即得，重按不显，故又称软脉。弱脉沉细无力而软。其具体特点是位沉、形细、势软。由于脉管细小不充盈，其搏动部位在皮肉之下靠近筋骨处，指下感到细而无力。微、濡、弱脉都不具有涩脉之迟、短及脉律不均匀的表现，故临床不难区别的。

【主病发微】

细涩：主气血虚少。

弦涩：主气滞、血瘀、血少、燥证。

缓涩：主营血虚少。

虚涩：主血虚。

浮涩：主风寒湿痹，亦主表虚或亡阳。

寸关尺三部出现涩脉，所主病机相同，不离乎血虚精伤，不能濡润经脉。但由于上中下三焦脏腑各有特点，故主症有异。另外涩脉不仅见于经血亏少之证，还可见于气血痰凝食积阻滞。如《诊家正眼·诊脉法象论》言："涩为血滞，亦主精伤。"《中医诊断学》教材也将涩脉的临床意义归纳为"多见于气滞、血瘀、痰食内停和精伤、血少"。这说明气滞血瘀，痰食胶固，阻滞气机，脉道痹阻，同样可以出现脉动艰涩而细迟有力之脉象。故在临床上应仔细诊察，详细辨之。

【临床举隅】

1. 血虚便秘

案例：面、唇、爪皆白无华，时觉心悸不安，头晕目眩，大便努挣难下，舌质淡白，脉细涩。

治则治法：养血润燥。

处方用药：五仁丸（桃仁、杏仁、柏子仁、松子仁、郁李仁、陈皮）。

2. 产后发热

案例：产后持续发热，恶露量少，甚或不下，血色紫黯，夹有血块，小腹痛拒按，口燥而不欲饮，舌质紫黯，脉弦涩。

治则治法：活血化瘀止痛。

处方用药：生化汤（当归、川芎、炙甘草、焦干姜、桃仁、熟地黄）。

3. 血虚月经过少

案例：月经少而淡，质稀，面色㿠白，神疲乏力，头晕耳鸣，怔忡不宁，失眠心悸，舌淡，脉缓涩。

治则治法：补血益气调经。

处方用药：八珍汤（人参、白术、白茯苓、当归、川芎、白芍、熟地黄、甘草）。

4. 血虚头痛

案例：头痛头晕，乏力神疲，心悸健忘，唇甲㿠白，舌淡，脉虚涩。

治则治法：补血益气安神。

处方用药：归脾汤（白术、当归、茯苓、黄芪、远志、龙眼肉、酸枣仁、人参、木香、炙甘草）。

5. 风湿痹痛

案例：上臂疼痛，不能抬举，疼痛多由肩移肘部，向后弯曲艰难，脉浮涩。

治则治法：祛风活络，舒筋除痹。

处方用药：防风汤（防风、桂心、知母、白术、生姜、白芍、甘草、附子）。

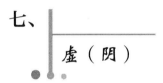

七、

虚（阴）

【原文】

虚脉，迟大而软，按之无力，隐指^①豁豁然^②空（《脉经》）。

崔紫虚云：形大力薄^③，其虚可知。《脉诀》言：寻之不足^④，举之有余^⑤。止言浮脉，不见虚状。杨仁斋言：状似柳絮，散漫而迟。滑氏^⑥言：散大而软。皆是散脉，非虚^⑦也。

体状相类诗 举^⑧之迟大按之松^⑨，脉状无涯类谷空^⑩。莫把芤虚为一例^⑪，芤来浮大似慈葱^⑫。

虚脉浮大而迟，按之无力。芤脉浮大，按之中空。芤为脱血^⑬，虚为血虚，浮散二脉见浮脉。

主病诗 脉虚身热为伤暑^⑭，自汗^⑮怔忡惊悸^⑯多。发热阴虚须早治，养营益气莫蹉跎^⑰。

分部诗 血不荣^⑱心寸口虚，关中腹胀食难舒^⑲。骨蒸^⑳痿痹^㉑伤精血，却在神门^㉒两部居^㉓。

经曰：血虚脉虚。曰：气来虚微为不及，病在内。曰：久病脉虚者死。

【注释】

① 隐指：指虚脉隐隐伏于指下，亦可指沉取。

② 豁豁然：空虚貌。

③ 薄：与"厚"相对，引申为微小、轻微、弱小。

④ 不足：此处形容脉搏无力。

⑤ 有余：形容脉搏有力，超出正常。

⑥ 滑氏：元代医家滑寿，著有《十四经发挥》。

⑦ 虚：虚脉，脉象名。

⑧ 举：轻按。

⑨ 松：无力。

⑩ 类谷空：类，像；谷，山谷。指虚脉的脉象指下豁然空虚，像无边无际空旷的山谷一样。

⑪ 为一例：看作是同一种脉象。

⑫ 慈葱：食用葱的一种，老而坚硬。

⑬ 脱血：亡血，大出血。

⑭ 伤暑：指暑病之轻者，与"中暑"相对而言。指夏季伤于暑邪出现多汗身热、心烦口渴、气粗、四肢疲乏、小便赤涩等症。多由于暑性炎热，伤津耗气，气阴两伤，故见虚脉。

⑮ 自汗：指不因劳累、炎热、衣着过暖、服用发汗药等因素而时时汗出，动辄益甚的汗出异常症状。多因营卫不和、表虚不固、正气外越等所致。

⑯ 怔忡惊悸：惊悸怔忡皆属"心悸"范畴。惊悸常由外因造成，发则心悸，时作时止，病情较急，但全身情况较轻，病浅而短暂。怔忡是由内因引起，无外惊，是自觉症状，自己感到惊恐不安、心慌，遇劳易发，病情来得比较慢，但长久，且全身状态较差，病情较重。惊悸发作日久会发展成怔忡。

⑰ 蹉跎：时间白白地过去，虚度光阴。此处指治疗莫失时机。

⑲ 荣：营养。

⑲ 食难舒：舒，舒展之意。此指饮食物运化不畅，积于肠胃而脘腹胀满，纳食难化。

⑳ 骨蒸：骨，深层之意；蒸，熏蒸之意。形容阴虚潮热的

热气自里透发而出，犹自骨髓透发。

㉑痿痹：指痿证和痹证两种疾病。痿者萎也，枯萎之义，即指肢体痿弱，肌肉萎缩。痿病指外感或内伤，使精血受损，肌肉筋脉失养以致肢体弛缓、软弱无力，甚至日久不用，引起肌肉萎缩或瘫痪的一种病证。"痹"有闭阻不通之义。痹证指因风、寒、湿、热等外邪侵袭人体，闭阻经络，气血不能畅行，引起肌肉、筋骨、关节等酸痛、麻木、重着、屈伸不利，甚或关节肿大灼热等为主要临床表现。

㉒神门：尺部脉的别称，而非手少阴心经的"神门穴"。《脉经》言："神门决断，两在关后。"

㉓两部居：指左右手之尺部脉。

【译文】

虚脉，搏动迟缓，脉体大而松软，按之无力，重指力按指下豁然空虚（《脉经》）。

崔紫虚说：脉形大但力量薄弱，可知是虚脉。《脉诀》说：寻之力弱，举之有力。这只是描述了浮脉的形状，没有描述虚脉的形状。杨仁斋认为：形状像柳絮，散漫而迟。滑氏说："散大而软。"这些都是散脉的形状，而不是虚脉。

虚脉轻取感觉脉率慢而宽大，稍加用力则按之松软无力，脉的体状大而空，手下豁然空虚如同无边无际的山谷一般。注意不要把芤脉、虚脉相混淆。芤脉应指浮大，按之如捻葱叶，外坚而中空无力。

虚脉浮大而迟，按之无力。芤脉浮大，按之中空。芤为脱血，虚为血虚，浮散二脉，在浮脉中已述及，不难与虚脉鉴别。

在暑夏之季出现脉虚而身热多为伤暑，可见自汗，汗出过多损及于心，可见怔忡、惊悸等。阴虚发热者也多见虚脉，对此均应及早治疗，用益气养血之法，不可贻误治疗时机。

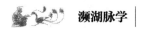

血虚不能营养心,可致寸部脉虚。脾胃虚弱,腹胀不适,纳食难消,可见关部脉虚。骨蒸潮热、肢体痿废不用多系精血损伤,两尺脉定呈虚象。

经曰:血虚则脉虚。曰:脉气虚微是不及之脉,病在里。又曰:久病见虚脉则预后不良。

【脉理解析】

虚脉与气血不足有关,气虚无力推运血行,搏击力弱故脉来无力;气虚不敛则脉管松弛,故按之空虚;血虚不能充盈脉管,则脉细无力。《诊家正眼·诊脉法象论》曰:"虚合四形,浮大迟软,及乎寻按,几不可见。"即虚脉以"浮、迟、大、软"四形取象。举之有余,按之不足,曰浮;一息三至,曰迟;脉幅宽阔,曰大;动势舒缓,曰软;四形相加构成虚脉。故虚脉无论中取、重按,皆感软弱无力。

虚脉与正气虚弱有关,凡气血阴阳亏虚,皆可形成虚脉,不同虚证表现皆有差异。另外,虚脉和芤脉都可见脉象浮大,故在临床当以鉴别。芤脉浮大中空,如按葱管。其特点是应指浮大而软,按之上下或两边实而中间空。说明芤脉位偏浮、形大、势软而中空,是脉管内血量减少,充盈度不足,紧张度低下的一种状态。因此要结合患者出现的脉象及其神、色、舌、证等综合判断。

【主病发微】

虚脉是正气虚弱的反映。凡阴阳气血亏虚,皆可以形成虚脉。

虚数:主阴虚。

虚迟:主阳虚。

虚浮:主血虚。

虚弱:主气虚。

虚大：主脱血。

虚缓：主气虚下陷。

虚软：主气虚湿盛。

心在上焦，血虚心失所养的时候，寸口脉多见虚。脾胃在中焦，如果气虚不能运化，而见腹胀食滞等症，关脉多见虚。两肾均在下焦，如果精血亏损，而见骨蒸劳热痿痹等症，两手尺脉多见虚。

【临床举隅】

1. 胃虚嘈杂

案例：胃脘饥嘈，口淡无味，食欲欠佳，食后脘胀，舌淡苔白，脉虚。

治则治法：健脾和胃。

处方用药：四君子汤（白术、人参、黄芪、茯苓）。

2. 脾虚黄疸

案例：周身肌肤呈淡黄色，皮肤干萎而无光泽，双目及小便不甚发黄，眩晕耳鸣，心悸少寐，倦怠乏力，或大便不实，舌淡苔薄，脉象虚软。

治则治法：调理肝脾，益气补血。

处方用药：小建中汤（桂枝、炙甘草、大枣、白芍、生姜、饴糖）。

3. 气虚崩漏

案例：平素精神倦怠，面色苍白，骤然下血不止，继则淋沥不绝，经色鲜红，舌淡红，苔薄，脉虚大。

治则治法：益气健脾，摄血调经。

处方用药：固本止崩汤（熟地黄、白术、人参、黄芪、当归、炮姜）。

4. 虚寒肺痿

案例：短气乏力，头晕目眩，神疲食少，吐涎沫，尿频数，不咳不渴，舌质淡白，脉虚弱。

治则治法：温肺益气，培土生金。

处方用药：甘草干姜汤（甘草、干姜）。

5. 产后气虚尿频

案例：产后尿频或淋沥不尽，尿色清白，胸闷不畅，神疲气短，语言低怯，舌质淡薄，脉虚缓。

治则治法：补气固摄。

处方用药：补中益气汤（黄芪、白术、陈皮、升麻、柴胡、人参、甘草、当归）。

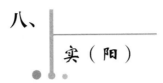

八、实（阳）

【原文】

实[1]脉，浮沉皆得[2]，脉大而长，微弦，应指幅幅然[3]（《脉经》）。

幅幅，坚实貌。《脉诀》言：如绳应指来，乃紧脉，非实脉也。

体状诗 浮沉皆得大而长，应指无虚幅幅强。热蕴[4]三焦成壮火[5]，通肠[6]发汗始安康。

相类诗 实脉浮沉有力强，紧如弹索[7]转无常。须知牢脉帮筋骨[8]，实大微弦更带长。

浮沉有力为实，弦急弹指为紧，沉而实大，微弦而长为牢。

主病诗 实脉为阳火郁成[9]，发狂[10]谵语[11]吐频频。或为阳毒[12]或伤食，大便不通或气疼[13]。

分部诗 寸实应知面热风[14]，咽疼舌强[15]气填胸[16]。当关脾热[17]中宫满[18]，尺实腰肠痛不通[19]。

经曰：血实脉实。曰：脉实者，水谷为病。曰：气来实强是谓太过。《脉诀》言尺实小便不禁，与《脉经》尺实小腹痛、小便难之说何反。洁古[20]不知其谬，诀为虚寒，药用姜附，愈误矣。

【注释】

①实：此处指脉搏鼓动有力，按之有实满之感。

②皆得：三部皆可摸到，应指有力。

中医白话解读本丛书

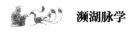

③ 愊愊然：愊（bì），坚实之意。愊愊然，指指下感觉坚实有力。

④ 蕴：积聚，蓄藏，包含。

⑤ 壮火：因阳气异常过盛而形成，能耗散人体正气，与少火相对而言。张景岳注："阳和之火则生物，亢烈之火反害物，故火太过则气反衰。"

⑥ 通肠：指"通腑"。对于里实热证则可通大便以泻去实热。

⑦ 弹索：弹，弹动；索，绳索。

⑧ 帮筋骨：此处指推筋着骨才能感觉到牢脉。

⑨ 阳火郁成：火热郁结而成。

⑩ 狂：指狂证，一种精神疾病，多属实热。表现为兴奋状态，喧扰不宁，衣被不敛，不避亲疏，打人毁物，歌笑不休，甚则登高上屋等。

⑪ 谵语：患者神识不清、语无伦次、声高有力的症状。

⑫ 阳毒：证名，与阴毒相对，语出《金匮要略·百合狐惑阴阳毒病脉证治》，是感受疫毒，内蕴咽喉，侵入血分的病证。阳毒内热壅于上，以面赤斑斑如锦纹、咽喉痛、吐脓血为主要症状。治疗阳毒用升麻鳖甲汤。另外，阳毒也可泛指痈疽、发背、脑疽、热毒、疔疖等阳热亢盛所致红肿疼痛之疮疡。

⑬ 气疼：因气滞不通而引起的身体疼痛。

⑭ 面热风：由于风热之邪壅于上焦，而所致之头面发热的病证。

⑮ 舌强：指舌体伸缩不利。多见于外感热病热入心包，或内伤杂病之中风证，亦可由热盛伤津或痰浊壅阻所致。

⑯ 气填胸：指气满于胸。

⑰ 脾热：指脾受热邪或过食燥热食物所引起的热证。主要

症状有唇红、咽干、心烦、腹胀满或疼痛、大便秘结、小便短黄等。

⑱ 中宫满：中宫，指中焦脾胃。中宫满指腹部胀满。

⑲ 腰肠痛不通：指腰痛、腹痛、便秘等症。

⑳ 洁古：张元素，号洁古，金元四大家之一。

【译文】

实脉不管浮取或沉取皆宽大而体长，应指坚实有力（《脉经》）。

愊愊是应指坚实有力的意思。《脉诀》说：指下如按绳索般坚硬的感觉，是紧脉，不是实脉。

实脉不管浮取或沉取皆宽大而体长，应指坚实有力。实脉主邪热蕴结三焦的实火，用通导大便，消除积滞，荡涤实热或发汗之法即可使之恢复健康。

实脉为浮取、沉取皆有力，而紧脉则如牵绳转索而左右弹指。牢脉虽有力但脉位沉取方得，脉象坚实微弦，脉体宽大而长。

浮取沉取都有力为实脉，弦急弹指的为紧脉，沉、实、微弦、长相兼的脉象为牢脉。

实脉属阳，多由阳热火邪郁闭而成，可见于发狂、谵语及胃热呕吐频频，亦见于痈疽、疔疖等阳毒或饮食积滞，大便不通所致之腹部胀满疼痛及气滞不通而引起的身体疼痛等。

寸部脉实多为头面风热证，可见于咽喉疼痛、舌体僵硬、气机郁滞于胸中；关部脉实多为中焦脾胃蕴热、脘腹胀满；尺部脉实多为腰部疼痛或肠腑不通疼痛。

经曰：血充足则脉充盈。曰：实脉，是水谷为病。曰：脉气充盈致脉来有力，是谓太过之脉。《脉诀》说"尺部脉实则小便不禁"与《脉经》所说的"尺脉实小腹痛，小便难"相反。

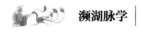

洁古不知道其谬误，判断为虚寒，药用姜附，就更加错误了。

【脉理解析】

实脉是三部脉充实有力的脉象。其脉象特点是脉搏搏动力量强，寸、关、尺三部，浮、中、沉三候均有力量，脉管宽大。《素问·通评虚实论》云："邪气盛则实。"故实脉脉象产生机理为邪气亢盛而正气不虚，邪正相搏，气血壅盛，脉管内充盈度较高，脉管呈紧张状态，故脉来充实有力。故其所以出现这种实脉，无不由于三焦邪热蕴积过甚所致。如热邪在表，可用辛凉发汗以解热；热邪在里，可用苦寒泻下以清热，谓之"釜底抽薪"。以此邪去正安，才能恢复健康。

实、紧、牢同属有力的脉象。其中浮沉皆得大而长为实脉。所谓大者，即脉幅宽阔，来盛去盛；所谓长者，即跳动超出本位。该脉象既大而长，浮沉皆得为其特点。而紧脉绷急弹指，状如牵绳转索。其具体特点是脉势紧张有力，坚搏抗指，脉管的紧张度、力度均比弦脉高，其指感比弦脉更加绷急有力，且有旋转绞动或左右弹指的感觉，但脉体较弦脉柔软。牢脉沉取实大弦长，坚牢不移。其具体特点是脉位沉长，脉势实大而弦，见于沉取，浮、中取则不可见，应注意鉴别。

【主病发微】

实脉作为六纲脉之一，是脉象坚实有力的象征，多见于火热之证。如《景岳全书·正脉十六部》说，实脉为"三焦壅滞之候"。《诊家正眼·诊脉法象论》曰："血实脉实，火热壅结。"故实脉总是由于阳热邪盛，郁积不散的病变造成的，在临床上见到发狂、谵语、呕吐、阳毒、伤食、便秘、气痛等症。实脉也可以见于正常人，但必兼和缓之象。若两手六脉均实大，而无病者称为"六阳脉"，是气血旺盛的表现。

在一些特殊的情况下，实脉也可能是虚证的反应，如胃气衰竭、真气外泄之时，脉象则搏指强劲，但毫无冲和之象，临床定当详辨。

实数：主热盛。

实大：阳明热盛。

实沉：中焦阳明腑实的表现。

弦实：主热盛伤阴。

实而有力：主气血瘀阻。

实脉三部主病也各有不同。风热盛于上焦，而见头面发热，或咽喉疼痛，或舌根强直，或胸膈气满等症，寸部多见脉实。下焦实热壅盛，而见腰痛、腹痛、便秘等症，尺部多见脉实。脉在浮、中、沉三部都见到大而且长，搏动亦坚实有力，便是实脉。

【临床举隅】

1. 高热

案例：高热汗出，唇舌颊内生疮，口干口渴，小便短赤，大便干结。舌红苔黄，脉实数。

治则治法：清热解毒，泻火解毒。

处方用药：凉膈散（川大黄、朴硝、甘草、栀子、薄荷、黄芩、连翘）。

2. 热盛口干

案例：烦渴引饮，口干口燥，大便秘结，舌苔黄燥，脉实大。

治则治法：泻火解毒。

处方用药：大承气汤（大黄、芒硝、厚朴、枳实）。

3. 热甚发痉

案例：面红目赤，发热胸闷，口噤不开，项背强直，便秘，苔黄，脉弦实。

治则治法：泄热存阴。

处方用药：白虎汤（石膏、知母、甘草、粳米）。

4. 瘀血积聚

案例：积聚软而不坚，固定不移，胀多于痛，舌黯苔白滑，脉实有力。

治则治法：行气消积，活血化瘀。

处方用药：五积散（白芷、川芎、甘草、茯苓、当归、肉桂、芍药、半夏、陈皮、枳壳、麻黄、苍术、干姜、桔梗、厚朴）。

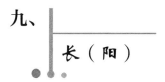

九、长（阳）

【原文】

长脉，不小不大①，迢迢②自若③（朱氏）。如揭④长竿末梢为平；如引绳⑤，如循长竿，为病（《素问》）。

长有三部之长，一部之长，在时为春，在人为肝；心脉长，神强气壮；肾脉长，蒂固根深。经曰：长则气治⑥，皆言平脉也。

体状相类诗 过于本位⑦脉名长，弦则非然⑧但满张⑨。弦脉与长⑩争较远⑪，良工尺度自能量。

实、牢、弦、紧皆兼长脉。

主病诗 长脉迢迢大小匀⑫，反常为病似牵绳⑬。若非阳毒癫痫病，即是阳明⑭热势深。

长主有余之病。

【注释】

① 不小不大：指脉体宽度适中。

② 迢迢：本义遥远，此处指脉形较长。

③ 自若：此处是安定之意。

④ 揭：高举。

⑤ 引绳：拉紧的绳子。

⑥ 治：调和、安定。

⑦ 本位：指寸、关、尺各自的部位。

⑧ 非然：不是这样。此处指脉象不同。

中医白话解读本丛书

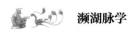

⑨ 满张：指脉气紧张如拉紧的满弓。

⑩ 长：指长脉。

⑪ 争较远：疑问语气。指弦脉与长脉相比，哪个脉体更长。

⑫ 大小匀：脉体大小均匀。

⑬ 牵绳：牵绳转索，形容脉形紧张。

⑭ 阳明：本意指手阳明大肠经和足阳明胃经。此处指胃肠。

【译文】

长脉，脉形大小适中，脉体较长而安定（朱氏）。指下像捏着长长的竹竿的尖端那样，不仅脉形长、有弹性而且柔和，此种脉为正常脉象。如果其脉形如拉紧的长绳或像触摸长竿中间那样长而且又硬又直，便是疾病的脉象了（《素问》）。

长脉可并见于寸、关、尺三部，也可独见于某一部。在时长脉应于春时，在人长脉应于肝。若长脉见于左寸心的部位，则神强气壮。若见于两尺肾的部位，则肾气盛、肾精足，气血生化有源，犹如树木根本牢固。经曰：长脉是气血充盛，气机调畅之反映。这些都说明长脉是平脉之一。

脉动应指的范围超过了寸、关、尺三部的为长脉，而弦脉虽端直以长但并不超过寸关尺三部，脉形就像张满拉紧的弓弦。怎样认识弦脉与长脉的差别？医术高明的医生能够根据它们的特点来衡量区别。

实脉、牢脉、弦脉、紧脉都皆兼长脉的特征。

长脉脉来大小均匀、长而柔和。若脉形像拉紧的绳索，不仅长而且紧张，便是异常状况下的病脉。病理长脉的主病，不是阳毒、癫痫，就是阳明病热势深重。

长脉主邪气有余之病。

【脉理解析】

长脉为有余过盛的脉象。首尾端直，超过本位。其具体特点是脉搏的搏动范围显示较长，超过寸、关、尺三部。多因阳亢、热盛、痰火内蕴，正气不衰，使气血壅盛，脉管充实，超过寸尺，如循长竿之状。正常人气血旺盛，精气盛满，脉气充盈有余，也可见到柔和之长脉，为强壮之象征。正常长脉，虽其长度超过寸、尺部位，但搏动也具有一种柔和之象，这是正气旺盛的征象。

弦、实、牢、紧脉等，皆可出现脉体较长的表现。其中实脉三部脉充实有力，其脉象特点是脉搏搏动力量强，寸、关、尺三部，浮、中、沉三候均有力量，脉管宽大。牢脉沉取实大弦长，坚牢不移。其具体特点是脉位沉长，脉势实大而弦。牢脉轻取、中取均不应，沉取始得，但搏动有力，势大形长，为沉、弦、大、实、长五种脉象的复合脉。紧脉绷急弹指，状如牵绳转索。其具体特点是脉势紧张有力，坚搏抗指，脉管的紧张度、力度均比弦脉高，其指感比弦脉更加绷急有力，且有旋转绞动或左右弹指的感觉，但脉体较弦脉柔软。

【主病发微】

长脉常见于阳证、热证、实证。如脉长而紧张度高，多为阳热炽盛的反应。病理性长脉多由邪气盛实、正气不衰、邪正搏击所致，如血热的阳毒，风痰的癫痫，以及"阳明"（主要指胃、大肠）的里热炽盛等病，都可见到这种长脉。

特殊情况下，长脉也可见于虚寒。清代周学海的《脉简补义》言："又有形体通长，而其势怠缓，应指无力，全无精神，此为肝脾并至，虚寒之败象也。"指出病位在肝、脾，病性属虚寒的证候也可见怠缓无神的长脉。

长洪数：主阳毒内蕴。

长洪大：主热深、癫狂。

长弦：主肝气上逆、气滞化火或肝火夹痰。

浮长脉：主阳明热盛，或气郁化火

【临床举隅】

1. 阳明经证

案例：全身发热，汗自流出，不恶寒反恶热，渴而欲饮，舌红而干，脉浮大而长。

治则治法：清热救津。

处方用药：白虎汤（石膏、知母、炙甘草、粳米）。

2. 肝风内动

案例：猝然昏倒，口眼歪斜，舌强不语，或半身不遂，口噤不开，甚或昏厥而死，舌红苔黄，脉长弦有力。

治则治法：镇肝清热，滋水息风。

处方用药：镇肝息风汤（怀牛膝、生赭石、生龙骨、生牡蛎、生龟甲、生杭芍、玄参、天冬、川楝子、生麦芽、茵陈、甘草）。

3. 里热炽盛

案例：目痛，鼻干，唇焦，或头痛，发热，脉长。

治则治法：解肌泻火。

处方用药：葛根汤（葛根、麻黄、桂枝、生姜、甘草、芍药、大枣）。

4. 心火失眠

案例：心烦失眠，咽干口燥，面红目赤，口舌糜烂，舌尖红起芒刺，脉长洪数。

治则治法：清心安神。

处方用药：导赤散（木通、生地黄、生甘草梢、竹叶）。

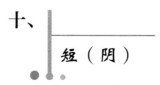

十、短（阴）

【原文】

短脉，不及本位①（《脉诀》）。应指而回②，不能满部③（《脉经》）。

戴同父④云：短脉只见尺寸，若关中见短，上不通寸，下不通尺，是阴阳绝脉，必死矣。故关不诊短。黎居士云：长短未有定体，诸脉举按之，过于本位者为长，不及本位者为短。长脉属肝宜于春。短脉属肺宜于秋。但诊肝肺，长短自见。短脉两头无，中间有，不及本位，乃气不足以前导其血也。

体状相类诗 两头缩缩⑤名为短，涩短迟迟细且难⑥。短涩而浮秋喜见⑦，三春⑧为贼有邪干⑨。

涩、微、动、结，皆兼短脉。

主病诗 短脉惟于尺寸寻⑩，短而滑数酒伤神⑪。浮为血涩沉为痞⑫，寸主头疼尺腹疼。

经曰：短则气病，短主不及之病。

【注释】

① 不及本位：本位，指脉动应指的范围。正常脉动应指长度盈满，充实于寸、关、尺三部。而短脉搏搏动范围短小，寸、尺两部皆不明显。

② 应指而回：脉在指下搏动，刚刚触及就缩回去了。

③ 满部：充实于寸、关、尺部。短脉，脉形短小，不能达到正常脉象搏动的范围。应指即回缩，不能充满寸、关、尺

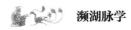

各部。

④ 戴同父：明代医家戴启宗，著有《脉诀刊误》。

⑤ 两头缩缩：指脉体短缩，既不能满于寸部，也不能满于尺部。

⑥ 涩短迟迟细且难：涩脉虽然也可见脉体偏短，但脉体偏细，往来艰难迟缓。

⑦ 秋喜见：秋季多见为宜。秋季阳气初敛，故脉象多浮而略短涩。与秋季时令相合之正常之象，故称"喜见"。

⑧ 三春：指春季。我国古时历法以农历纪年，习惯上将立春到立夏的三个月称为春季，即以正月、二月、三月合称"三春"，分别称作孟春、仲春、季春。

⑨ 邪干：干，干预，此处指侵犯、侵袭。邪干即外邪侵袭。

⑩ 尺寸寻：短脉多从尺部、寸部而来的诊断。

⑪ 酒伤神：酒毒损伤。过量饮酒，湿热内生，故脉来短促而见滑数。

⑫ 痞：胸脘痞塞满闷不舒，按之柔软，压之不痛，视之无胀大之形为主要临床特征的病证。多由于脾胃功能失调，升降失司，胃气壅塞而致。

【译文】

短脉，不能达到脉之本位（《脉诀》），在指下刚搏动即有回转的感觉，不能满于寸关尺三部（《脉经》）。

戴同父谓：若关中见短，上不通寸，下不及尺，是阴阳绝脉，必死无疑，所以关部脉不宜见到短脉。黎居士说：脉位的长短本无定位体，每个人的脉在举按时，超过脉本位的为长脉，不及本位的为短脉。长脉属肝，宜见于春时。短脉属肺，宜见于秋时。非其时非其部见到长短脉当属病脉。短脉两头无，中间有，不及本位，是气少不足以向前引导血行。

指下脉搏的两端短缩不及寸、尺的脉为短脉。涩脉脉形短、细，脉率慢，而且运行艰难。短、涩而且脉位浮的脉象在秋季若见最为相宜，若见于春季则为邪气侵袭的表现。

涩脉、微脉、动脉、结脉，皆兼短脉的特征。

短脉的诊察主要是观察脉气能否充满寸部和尺部。短脉兼滑而数的脉象多因饮酒过量伤神。脉位浮而短的脉象多为精血亏少，脉道失充；脉位沉而短的脉象多见与胸腹痞闷。寸脉短者多为上焦头疼，尺部见短者多主下焦腹部疼痛。

经曰：短脉为气病，主气虚之病。

【脉理解析】

短脉首尾俱短，其具体特点是脉搏搏动的范围短小，脉体不如平脉之长，脉动不满本位，多在关部及寸部应指较明显，而尺部常不能触及。其形成多由心气亏虚，无力鼓动血行，则气血不仅难以达于四末，亦不能充盈脉道，致使寸口脉搏动短小且无力。短脉亦可由痰气或食积邪气，阻碍气道，脉道涩滞，血行不畅所致。

涩脉脉体微短，与短脉相类似。但涩脉脉来艰涩不畅，如"轻刀刮竹"。其具体特点是脉形较细，脉势滞涩不畅，至数较缓而不匀，脉力大小亦不均，呈三五不调之状，临床不难区分。此外，微、动、结三脉也具有脉形短的共同点。微脉极细极软，按之欲绝，若有若无。其特点是脉形极细小，脉势极软弱，以致轻取不见，重按起落不明显，似有似无。动脉仅见关部有脉，滑数有力。其具有短、滑、数三种脉象的特征，脉搏搏动部位在关部明显，应指如豆粒动摇。结脉脉来缓慢，时有中止，止无定数。其具体特点是脉来迟缓，脉律不齐，有不规则的歇止。

短脉临床表现为脉体只在关脉明显，而出现在寸、尺部位则脉位较沉，或有不满足而短缩的感觉。如《诊家枢要·脉阴阳类成》言：短脉"两头无中间有，不及本位，气不足以前导其血也。"《诊家正眼·诊脉法象论》言："短脉涩小，首尾俱俯，中间突起不能满部。"即用同样的指力，在关部上，指下可明显感觉到脉搏动，而尺、寸部脉搏动较关部不显。

【主病发微】

短主气病，多为气血虚损或者气机郁滞所致。如《诊家正眼·诊脉法象论》言："短主不及，为气虚证。"《诊家枢要·脉阴阳类成》言："为三焦气壅，为宿食不消。"

浮短：主血少不充。

沉短：主食积、湿浊，亦主气虚。

短涩有力：主气滞血瘀或痰凝食积。

短滑：主酒毒或湿热内盛。

另外，阳气虚于上而头痛的，寸脉多见短；阳气虚于下而腹痛的，尺脉多见短，此都是临床上常见的几种情况。中医学认为长脉应于春，属木；短脉应于秋，属金。春季不见长脉反而见到短脉，是为"金乘木"，故春季见短脉为逆。

【临床举隅】

1. 产后恶露不尽

案例：产后恶露不尽，色淡不鲜，倦怠乏力，气短不足以息，心悸自汗，面色萎黄，舌淡苔白，脉短。

治则治法：补气摄血。

处方用药：归脾汤（白术、人参、黄芪、当归、甘草、茯苓、远志、酸枣仁、木香、龙眼肉、生姜、大枣）。

2. 血虚心悸

案例：怔忡心悸，头目眩晕，面色苍白，唇舌爪甲淡白，神疲乏力，舌淡苔白，脉浮短。

治则治法：益气补血，宁心安神。

处方用药：当归补血汤（黄芪、当归）。

3. 脾虚食积

案例：脘腹胀满，食少纳呆，大便溏，面色萎黄，神疲乏力，舌淡苔白腻，脉沉短。

治则治法：健脾益气，消食导滞。

处方用药：健脾丸（党参、白术、陈皮、麦芽、山楂、枳实）。

4. 酒毒伤神

案例：酒后心烦，神识恍惚，头晕目眩，多言乱语，状若发狂，舌红苔黄而干，脉短滑数。

治则治法：解酒醒神。

处方用药：葛花解酒汤（葛花、白豆蔻、砂仁、干姜、神曲、泽泻、党参、白术、陈皮、猪苓、茯苓、木香、青皮）。

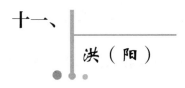

十一、洪（阳）

【原文】

洪脉，指下极大（《脉经》），来盛去衰①（《素问》），来大去长（通真子）。

洪脉在卦为离②，在时为夏，在人为心。《素问》谓之大，亦曰钩。滑氏曰：来盛去衰，如钩之曲，上而复下。应血脉来去之象，象万物敷布下垂之状。詹炎举③言如环珠者，非。《脉诀》云：季夏宜之，秋季、冬季发汗通肠，俱非洪脉所宜，盖谬也。

体状诗 脉来洪盛去还衰④，满指⑤滔滔⑥应夏时⑦。若在春秋冬月分⑧，升阳散火⑨莫狐疑。

相类诗 洪脉来时拍拍然⑩，去衰来盛似波澜。欲知实脉参差处⑪，举按弦长愊愊坚。

洪而有力为实，实而无力为洪。

主病诗 脉洪阳盛血应虚⑫，相火炎炎⑬热病居⑭。胀满胃翻⑮须早治，阴虚泄痢可踌躇⑯。

分部诗 寸洪心火上焦炎⑰，肺脉洪时金不堪⑱。肝火胃虚关内察，肾虚阴火尺中看。

洪主阳盛阴虚之病，泄痢、失血、久嗽者忌之。经曰：形瘦脉大多气者死。曰：脉大则病进。

【注释】

①来盛去衰：指洪脉搏起时急而有力，下落时缓慢无力。

②离：八卦之一，火之象。

③ 詹炎举：生平不详，著有《太素脉诀》。

④ 脉来洪盛去还衰：脉来势极盛，如洪水滔滔宽大有力，去时脉势渐衰。

⑤ 满指：指寸关尺三部应指明显。

⑥ 滔滔：大水奔流貌，此处指洪脉应指如洪水一般，脉形宽大，脉势极盛。

⑦ 应夏时：夏季阳气旺盛，人气亦应之，血运有力，故洪脉应于夏日。

⑧ 春秋冬月分：指春、秋、冬三个季节。

⑨ 升阳散火：此处指若在其他季节触到洪脉，可能是阳气郁闭，故当用升发阳气之法，以散郁滞之火。

⑩ 拍拍然：形容洪脉来势极盛，有如洪涛拍岸般有力。

⑪ 参差处：原意指大小长短高低不等，此处指洪脉和实脉的差别。

⑫ 阳盛血应虚：此处指阳气亢盛，损伤阴血。

⑬ 相火炎炎：相火指肝肾之火。肝肾之阴亏虚不能制阳，而导致相火妄动。

⑭ 热病居：阴不敛阳，阳气亢盛于外之热病。

⑮ 胃翻：胃反，病名，朝食暮吐或暮食朝吐。其病因如《圣济总录》云："脾胃气虚，水谷不化，与停饮相击，胃中虚胀，其气逆上，食久反出，故名胃反也。"

⑯ 踌躇：犹豫不决、慎重之意。

⑰ 心火上焦炎：心火、上焦热势亢盛。

⑱ 金不堪：肺脉应于秋，属金；洪脉应于夏，属火。今肺病反见于洪脉，为火来乘金，肺不能耐受，病势转重。

【译文】

洪脉指下感觉脉体极为宽大（《脉经》），如洪水来袭，来

中医白话解读本丛书

势汹涌，去势力衰（《素问》），来时粗大，去时平坦而长（通真子）。

洪脉在八卦中属离，在时为夏，在人应心。《素问》称之为"大"，亦曰"钩"。滑氏说：洪脉来盛去衰，像钩的形状一样。对应血脉来去之象，又像万物敷布下垂的形状。詹炎举说：洪脉像环珠。这是混淆了洪、滑二脉，是错误的。《脉诀》说：季夏宜见到洪脉，秋季、冬季见到洪脉宜发汗、通下。这些都不符合洪脉的情况，是错误的。

脉来洪大有力，去时衰减，脉形像滔滔洪水充满于指下，为夏季之平脉。若在春季、秋季、冬季出现洪脉，宜用升阳散火法治疗，不要迟疑。

洪脉来时像洪水拍击的样子，去时力衰，来时盛满像大的波浪一样。洪脉与实脉不同之处在于，实脉无论轻举或者重按都有弦长而坚硬的感觉。

脉洪而有力为实脉，脉实而无力为洪脉。

洪脉常为阳热亢盛、阴血虚弱的病变。君相之火偏亢，多见于热病者。胀满反胃的患者见此脉必须及早治疗。阴虚泄痢者反见洪脉，病情复杂，治疗时应慎重。

左寸候心，其脉洪大为心火上炎；右寸候肺，其脉洪大为肺受火刑，宣降失常。左关候肝，其脉洪大为肝火；右关候脾胃，其脉洪大为胃热阴虚。尺部候肾，两尺脉洪大为肾阴不足，虚火扰动。

洪脉主阳盛阴虚之病，泄痢失血久嗽见到洪脉则为逆证，预后不良。经曰：形体瘦弱反见脉洪大为病情危重。并说：此时脉大提示病情进展。

【脉理解析】

洪脉为阳脉，机理为邪热亢盛，充斥内外，且正气不衰而奋起抗邪，邪正剧烈交争，气盛血涌，脉管扩大，故脉大而充实有力。洪脉在时应夏，因夏季阳气充盛，腠理开泄，气血向外，故脉象洪大，故夏季平人见此脉。《脉经·脉形状指下秘诀第一》言洪脉"极大在指下"。《活人书·问七表》言："洪，极大在指下，举按满指。"《四言举要·脉诀》言："有力洪大，来盛去悠。"《诊家枢要·脉阴阳类成》言："洪，大而实也。举按有余，来至大而去且长，腾上满指。"

洪脉与实脉均为充实有力的脉象，但洪脉取盛大满指，重按稍减且来盛去衰。而实脉兼有弦长的体象，且无论举、按取之都有力，指下有坚实之感。此外，洪脉脉体宽大，搏动部位浅表，指下有力。由于脉管内的血流量增加，且充实有力，来时具有浮、大、强的特点，和浮脉、濡脉、散脉和芤脉也有相似之处。其中浮脉轻取即得，重按稍减而不空，举之有余，按之不足。其特征是脉管的搏动在皮下较浅表的部位，即位于皮下浅层。濡脉浮细无力而软。其特点是脉管搏动的部位在浅层，形细而软，轻取即得，重按不显，故又称软脉。散脉浮散无根，至数不齐。其特点是浮取散漫，中候似无，沉候不应，并常伴有脉动不规则，时快时慢而不匀，但无明显歇止，或表现为脉力前后不一致。所以散脉为浮而无根之脉，古人形容其为"散似杨花无定踪"。芤脉浮大中空，如按葱管。其特点是应指浮大而软，按之上下或两边实而中间空。临床应当详辨。

【主病发微】

洪脉多见于阳明气分热盛证。如胃热郁盛，胀满或反胃，都属于实证，必须清泄胃热。若久病气虚，或虚痨、失血、泄泻等病证见洪脉，多为阴津大伤，阳热亢盛的虚证，属于邪盛正衰的危候，须养阴以清热。此外夏季脉象稍现洪大，若无疾病也为平脉。

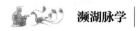

洪大：主实热。

洪滑：主气分热盛。

洪而无力：主虚劳失血，亦主阴精大伤。

当心火上炎的时候，常见咽干喉痛，口疮痈肿，左寸脉多见洪。假使肺中火热炽盛，咳嗽气喘，胸痛咯血，右寸脉多见洪。若是肝阳亢盛，脾胃津伤，两关脉多见洪。肾精亏损，阴火不能潜藏时，两尺脉多见洪。总之，无论上、中、下三部，只要出现洪脉，多半是由于火热亢盛的病变。

【临床举隅】

1. 热盛头痛

案例：头剧痛，眉棱骨连耳内痛甚，心烦失眠，时大汗出，口干口渴，舌红苔黄燥，脉洪大。

治则治法：清热泻火，生津止痛。

处方用药：白虎汤（石膏、知母、甘草、粳米）。

2. 风痰眩晕

案例：头晕头痛，头蒙如裹，胸闷，食少多寐，舌红苔白腻，脉洪滑。

治则治法：燥湿化痰，平肝息风。

处方用药：导痰汤（橘红、茯苓、半夏、甘草、胆南星、枳实）。

3. 久泻津伤

案例：泄痢日久，两目凹陷，皮肤干燥松弛，烦躁，口干，食少纳呆，舌红少苔，脉洪无力。

治则治法：健脾止泻，养阴生津。

处方用药：四神丸合附子理中汤（补骨脂、吴茱萸、肉豆蔻、五味子、大枣、茯苓、白术、干姜、附子）。

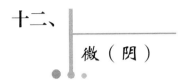

十二、

微（阴）

【原文】

微脉，极细而软，按之如欲绝，若有若无^①（《脉经》），细而稍长（戴氏）。

《素问》谓之小。气血微则脉微。

体状相类诗 微脉轻微^②瞥瞥乎^③，按之欲绝有如无。微为阳弱细阴弱，细比于微略较粗^④。

轻诊即见，重按如欲绝者，微也。往来如线而常有^⑤者，细也。仲景曰：脉瞥瞥如羹上肥^⑥者，阳气微；萦萦^⑦如蚕丝细者，阴气衰；长病^⑧得之死，卒病^⑨得之生。

主病诗 气血微兮脉亦微，恶寒发热汗淋漓^⑩。男为劳极^⑪诸虚候^⑫，女作崩中^⑬带下^⑭医。

分部诗 寸微气促^⑮或心惊^⑯，关脉微时胀满^⑰形。尺部见之精血弱，恶寒消瘅^⑱痛呻吟。

微主久虚血弱之病，阳微恶寒，阴微发热。《脉诀》云：崩中日久肝阴竭，漏下多时骨髓枯。

【注释】

①按之如欲绝，若有若无：形容脉极微弱，似有似无，隐隐于指下。

②轻微：此处指脉体轻软无力。

③瞥瞥乎：瞥（pì），水中漂游状。《说文解字》云："于水中击絮也。"这里指微脉应指如漂浮在水中，细软而无力。

④ 粗：指细脉较微脉脉体略粗大。

⑤ 常有：指寸关尺三部皆有脉且力度相同。

⑥ 羹上肥：羹（gēng），五味调和的浓汤；肥，汤中的油脂。

⑦ 萦（yíng）萦：环绕、盘旋。

⑧ 长病：久病。

⑨ 卒病：卒（cù），突然之意。卒病，新病，病位尚浅，病情较轻。

⑩ 恶寒发热汗淋漓：微脉主虚。阳气不足则见畏寒肢冷；阴液亏虚则见虚热内生；若阳气暴脱，卫外不固则可见大汗淋漓。

⑪ 劳极：劳，指虚劳，古有"五劳"之说。如《诸病源候论·虚劳候》中将心劳、肝劳、脾劳、肺劳、肾劳称为"五劳"。极，指气极、血极、筋极、骨极、肌极、精极称为"六极"。五劳六极是古人对虚劳病证的一种分类。

⑫ 诸虚候：泛指各种虚证。

⑬ 崩中：病名。指不在行经期间，阴道大量出血，来势急剧者，又名"血崩"。

⑭ 带下：生理性带下指妇女阴道内少量无色无臭的分泌物，具有濡润阴道的作用。此处指带下病，广义指一切妇科疾病。此处为狭义，指妇女带下的异常。

⑮ 气促：此处指因为肺气虚弱导致的气喘。

⑯ 心惊：此处指因为心阳不敛导致的惊悸。

⑰ 胀满：此处指脾胃虚损，健运失常而致的脘腹胀满。

⑱ 消瘅：此处指阴虚为本，燥热为标的消渴病。

【译文】

微脉，极细而软，重按就好像要断绝之感，若有若无（《脉经》），脉体细但比正常脉象稍长（戴氏）。

《素问》称之为"小"，又说：气血衰微则脉微。

微脉极其细软，指下有轻漂的感觉，指力稍重便有要消失之状。微脉主阳气虚损，而细脉多为阴血不足，指下细脉比微脉略显粗一些。

轻轻切诊即可感觉到，重按就好像要绝迹一样的脉象，就是微脉。往来如线而无绝迹之感的就是细脉。仲景说：脉极柔软就如同按在羹面上凝脂的感觉，主阳气衰微。脉连续不断像蚕丝一样细弱，主阴气衰。久病的人见到微脉多主死，新病的人见到微脉多主生。

气血微弱的时候则见微脉，可见到畏寒、发热、大汗淋漓不止等表现。男子若见到微脉多为五劳六极等虚劳病，女子若见到微脉则为崩中漏下及带下异常诸病。

寸部脉微，多见呼吸短促或惊悸、怔忡；关部脉微，多见脘腹胀满。尺部脉微，多为肾精阴血不足，常有畏寒、消渴、因疼痛而呻吟的表现。

微脉主身体虚损日久、血少之病，阳气衰微则见恶寒，阴血衰微则见发虚热。《脉诀》说：崩中日久，导致肝的阴血耗竭；漏下日久，由于精血同源，必致经血两伤，骨髓失充。

【脉理解析】

微脉极细极软，按之欲绝，若有若无。如《诊家枢要·脉阴阳类成》言："微，不显也。依稀轻细。"《诊家正眼·诊脉法象论》又云："微脉极细而又极软，似有若无，欲绝非绝。"说明微脉特点是脉形极细小，脉势极软弱。其形成原因多因营血大虚，脉管失充；或因阳气衰微，鼓动无力所致。从切脉的指力来讲，切按微脉之体象应该是轻取不见，重按起落不明显，似有似无。

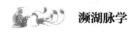
细脉与微脉相类，都属于虚脉类。细脉脉细如线，但应指明显。其特点是脉道狭小，指下如线，但按之不绝，应指起落明显。细脉比微脉脉体略粗，而且搏指有力，应指明显，临床不难区分。微脉和细脉皆主气血不足，但微者浮取极软若无，表明阳气衰，而细脉应指明显多为血少失充。久病若见微脉，往往阴气衰而阳气竭，故多危重难治。

【主病发微】

微脉主病气血大虚，阳气衰微，其形成是因为气血衰微，气衰无力运血，血虚无力充养脉道，故脉道变细，而且软弱无力，不任重按。如《诊家枢要·脉阴阳类成》言："为气血俱虚之候，为虚弱，为泄，为虚汗，为崩漏，败血不止为少气。"《诊家正眼·诊脉法象论》言："微脉模糊，气血大衰。"《景岳全书·正脉十六部》言：微脉"乃气血俱虚之候。"由于阳气亏虚，卫阳之气不足而不能起到温煦肌表的作用，故出现畏寒怕冷的表现；由于阴液不足，即出现虚热内生和发热的表现。久病见脉微是正气将绝，新病脉微主阳气暴脱。

微弱：主大汗阳虚，亦主太阳营卫俱病。

微涩：主阳微血滞。

微细：主气虚脱血。

沉微：主少阴阳虚，亦主气阴两伤。

左寸候心，其脉微则心气虚衰、心胆俱怯，易生惊悸。右寸候肺，其脉微则肺气受损，则易生气短喘促之疾。右关候脾胃，其脉微则脾失健运，胃失和降而见脘腹胀满。尺脉候肾与命门，肾中元阳亏损而身寒腹痛，精血虚竭而病消渴等，故两手尺部常多见微脉。阳衰气微，无力鼓动，故见微脉。总之，轻取脉微为阳气衰；重按脉微为阴气竭。久病脉微，是正气将绝；新病脉微主阳气暴脱。但邪不太深重者，或尚可救。多见于心肾阳衰及暴脱的患者，或慢性虚弱病后元气大虚等。

【临床举隅】

1. 大汗阳虚

案例：伤风感冒大汗后，咽干目眩，虚烦不得眠，肢厥，纳少呕恶，舌红苔少，脉微弱。

治则治法：辛甘化阳，益气生津。

处方用药：甘草干姜汤合芍药甘草汤（干姜、芍药、甘草）。

2. 血痹麻木

案例：前臂肌肉麻木，背部酸痛，舌淡苔白，脉微涩。

治则治法：温阳化瘀通痹。

处方用药：黄芪桂枝五物汤（黄芪、桂枝、芍药、生姜、大枣）。

3. 气虚崩漏

案例：崩中漏下1月余，神疲乏力，面色淡白，甚则昏仆，不省人事，食少纳差，舌淡苔白，脉微细欲绝。

治则治法：补气摄血，调经固脱。

处方用药：固本止崩汤（熟地黄、白术、生黄芪、人参、当归、黑姜）。

4. 少阴头痛

案例：头痛畏寒，足寒背寒，蜷卧，气逆，舌淡苔白滑，脉沉微。

治则治法：温肾助阳解表。

处方用药：麻黄附子细辛汤（麻黄、细辛、附子）。

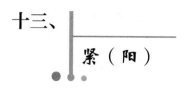

十三、

紧（阳）

【原文】

紧脉，来往有力，左右弹①人手（《素问》）。如转索无常（仲景），数如切绳②（《脉经》），如纫簰线③（丹溪）。

紧乃热为寒束之脉，故急数如此，要有神气。《素问》谓之急。《脉诀》言：寥寥④入尺来。崔氏言：如线，皆非紧状。或以浮紧为弦，沉紧为牢，亦近似耳。

体状诗 举如转索⑤切如绳⑥，脉象因之得紧名。总是寒邪来作寇⑦，内为腹痛外身疼⑧。

主病诗 紧为诸痛主于寒，喘咳风痫吐冷痰⑨。浮紧表寒须发越⑩，紧沉温散自然安⑪。

分部诗 寸紧人迎⑫气口⑬分，当关心腹痛沉沉⑭。尺中有紧为阴冷⑮，定是奔豚⑯与疝⑰疼。

诸紧为寒为痛，人迎紧盛伤于寒，气口紧盛伤于食，尺紧痛居其腹。况乃疾在其腹。中恶浮紧，咳嗽沉紧，皆主死。

【注释】

①弹：指脉体绷紧，应手有力者称之为弹手。

②切绳：切，此处指沉按；切绳，指紧脉沉按脉形如转动的绳索一样紧急有劲。

③纫簰线：纫，引线、连缀；簰（pái），大的筏子；纫簰线，连结竹筏的绳索。

④寥寥：音 liáo，稀少、静寂。此处为细的含义。

⑤ 举如转索：举，又称浮取，指用轻指力诊脉；举如转索，指紧脉轻按如牵绳转索般紧实。

⑥ 切如绳：脉体绷紧，切之如绳索。

⑦ 作寇：寇，盗匪，侵略者；作寇，指邪气侵袭。

⑧ 外身疼：寒主收引凝滞。寒邪为患则气血不通，不通则痛，故在外可见头身疼痛。

⑨ 冷痰：寒痰，即质地清稀色白之痰。

⑩ 浮紧表寒须发越：浮紧脉主表寒证，应用辛温解表药疏散外邪。

⑪ 紧沉温散自然安：沉紧脉主里寒证，应用温热药祛寒温里。

⑫ 人迎：指人迎脉。古代诊脉的部位，结喉两侧颈动脉搏动处。如《灵枢·寒热病》："颈侧之动脉人迎。人迎，足阳明也，在婴筋之前。"或是指左手寸口脉的别称。如《脉经》言："左为人迎，右为寸口。"

⑬ 气口：寸口。《脉经》卷第一《分别三关境界脉候所主第三》言："从鱼际至高骨，却行一寸，其中名曰寸口。"这里指右手寸口脉。

⑭ 心腹痛沉沉：此处指中焦脾胃寒痛。

⑮ 阴冷：此处指下焦阴寒所致的阴部冷痛。

⑯ 奔豚：《金匮要略》之"奔豚气"。豚，即小猪。奔豚是由肾脏寒气上冲，或肝脏气火上逆，临床特点为发作性下腹气上冲胸，直达咽喉，腹部绞痛，胸闷气急，头昏目眩，心悸，烦躁，发作后如常。

⑰ 疝：古代病名，多指睾丸牵引少腹疼痛。现指人体组织或器官一部分离开了原来的部位，通过人体间隙、缺损或薄弱部位进入另一部位。

【译文】

紧脉，搏动时来去都有力，左右旋转弹动医者的手指（《素问》）。好像绞转的绳索不断转动而无常位（仲景），脉来紧急像按绳索（《脉经》），又像连缀竹筏的绳子紧张有力（丹溪）。

紧脉主寒邪外束，热被郁闭于里之证，故脉势劲急而有神气。《素问》称之为急。《脉诀》说：脉体细弱，艰涩不前。崔氏说：如线。这些都不是紧脉的特征。有人以浮紧为弦脉，沉紧为牢脉，在感觉上有相近之处。

紧脉的出现，无论轻举重按，脉的搏动都像绳索绞转般紧急有劲，"紧"脉因此而得名。紧脉的出现多由于感受寒邪，寒主收引，紧缩凝滞。故凡受到寒邪侵袭而发生的病变，或气血凝滞而为腹痛，或经脉紧缩而为身疼，都有出现紧脉的可能。

紧脉主要见于因寒而致的各种疼痛，以及寒喘咳，外寒侵袭，风寒犯肺而致的咳嗽、气喘、咳吐清稀色白痰涎等症。浮紧脉为表寒，治疗须用辛温药物以宣散表邪。沉紧脉为里寒，治疗须用温里散寒药物则邪去正安。

紧脉出现于寸部，有左和右的区分。左手寸部叫作"人迎"，右手寸部叫作"气口"。关部脉紧，主要见于心腹冷痛。尺部脉紧，为下焦寒盛，可有阴部寒冷的表现，或为奔豚，或为疝疼。

紧脉主寒主痛。左寸脉紧，寒邪较重；右寸脉紧，伤食较甚；尺脉紧，主腹痛。沉紧提示疾病在腹部。若胃中呕恶而见浮紧，咳嗽而见沉紧，都是病情危重的征兆。

【脉理解析】

紧脉绷急弹指，状如牵绳转索。如《脉经》所云："紧脉，数如切绳状。"《脉诀》云："有力为紧，弹如转索。"《诊家枢要》云："紧，有力而不缓，其来劲急，按之长，举之若牵绳转索之状。"《外科精义》云："紧脉之诊，似弦而紧，按之如切绳而转动。"《医学入门》言："紧似牵绳转索。"《景岳全书·正脉十六部》言："紧脉，急疾有力，坚搏抗指，有转索之状。"可知其具体特点是脉势紧张有力，坚搏抗指。产生机理因于寒，寒为阴邪，主收引凝滞，困遏阳气，脉管收缩紧束而拘急，正气未衰，正邪相争剧烈，气血向外冲击有力，则脉来绷急而搏指，状如切绳。

紧脉脉体紧实有力，和弦脉和实脉相类。但弦脉端直以长，如按琴弦，其具体特点是脉形端直而长，脉势较强，脉管较硬，切脉时有指下挺然，有直起直落的感觉。紧脉脉管的紧张度、力度均比弦脉高，其指感比弦脉更加绷急有力，且有旋转绞动或左右弹指的感觉，但脉体较弦脉柔软。实脉三部脉充实有力，其脉象特点是脉搏搏动力量强，寸、关、尺三部，浮、中、沉三候均有力量，脉管宽大，但无牵绳转索之感。

【主病发微】

紧脉主寒、主痛。凡是寒邪太盛而引起的疼痛诸证，脉搏多见紧象。紧脉多主实寒。所谓实寒证，是指寒邪侵袭人体，而机体正气未虚，正邪交争所产生的一类证候。另外宿食积于中焦，气机失和，脉管受阻亦可见紧脉。

弦紧：主胁痛、痰饮、瘀血、寒痹。

紧滑：主伤食、吐逆、肺实咳嗽。

紧数：主表寒里热。

寸口紧脉有左手右手之分，左手寸部称为"人迎"，右手寸部叫作"气口"。如"人迎"出现紧脉，提示为寒邪所伤。由于寒性收引，经脉拘急，"不通则痛"而出现疼痛。如"气口"出现紧脉，则多为饮食所伤，或寒困中阳，影响脾之运化，胃之腐熟，导致宿食停滞。关部紧脉多为中焦寒证，故脘腹疼痛。尺部紧脉多为下焦阴寒，故可见阴寒之气由腹部上冲咽喉之

"奔豚气"或者寒凝下焦的疝痛。

【临床举隅】

1. 肝寒痫证

案例：突然昏仆，口吐冷涎，两目上视，四肢抽搐，面部青暗，口中如有猪羊叫声，苔白，脉紧。

治则治法：祛风除痰，暖肝定痫。

处方用药：化风丹（天麻、僵蚕、全蝎、制天南星、荆芥、雄黄、药母、麝香、朱砂、硼砂、巴豆霜、冰片）。

2. 支饮

案例：咳逆喘气，不得卧，面部浮肿，痰沫色白，历年不愈，遇寒即发，甚则寒热，目泣自出，身体振振，目瞤动，苔白腻，脉弦紧。

治则治法：泻肺逐饮，发表温里。

处方用药：葶苈大枣泻肺汤合小半夏加茯苓汤（葶苈、大枣、半夏、茯苓、生姜）。

3. 伤食

案例：胸腹胀满，时时作痛，嗳腐吞酸，矢气后痛减，呕吐或伴泄泻，舌淡苔白腻，脉紧而滑。

治则治法：消食导滞。

处方用药：保和丸（山楂、六神曲、半夏、茯苓、陈皮、连翘、莱菔子、麦芽）。

4. 表寒里热

案例：发热恶寒，身疼痛，咳逆气急，鼻扇，口渴引饮，舌淡苔白，脉紧而数。

治则治法：解表清里。

处方用药：大青龙汤（麻黄、桂枝、杏仁、甘草、生石膏、生姜、大枣）。

十四、缓（阴）

【原文】

缓①脉，去小驶②于迟（《脉经》）。一息四至（戴氏）。如丝在经③，不卷其轴④，应指和缓，往来甚匀⑤（张太素）。如初春杨柳舞风⑥之象（杨玄操）。如微风轻飐⑦柳梢（滑伯仁）。

缓脉在卦为坤⑧，在时为四季，在人为脾，阳寸阴尺⑨，上下⑩同等，浮大而软，无有偏盛者，平脉也。若非其时⑪，即为有病。缓而和匀，不浮不沉，不疾不徐，不微不弱者，即为胃气⑫。故杜光庭云："欲知死期何以取，古贤推定五⑬般土⑭。阳土⑮须知不遇阴⑯，阴土⑰遇阴当细数。"详《玉函经》。

体状诗　缓脉阿阿⑱四至通⑲，柳梢袅袅⑳飐轻风。欲从脉里求神气，只在从容和缓中。

相类诗　见迟脉。

主病诗　缓脉营衰卫有余，或风或湿或脾虚。上为项强下痿痹，分别浮沉大小区。

分部诗　寸缓风邪项背拘，关为风眩㉑胃家虚㉒。神门㉓濡泄㉔或风秘㉕，或是蹒跚㉖足力迂。

浮缓为风㉗，沉缓为湿㉘，缓大风虚㉙，缓细湿痹㉚，缓涩脾薄㉛，缓弱气虚。《脉诀》言："缓主脾热、口臭、反胃、齿痛、梦鬼诸病。"出自杜撰，与缓无关。

【注释】

① 缓：不紧不急，弛慢之意。

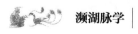

②驶：通"驶"，稍快。

③经：织机上的纵线。

④不卷其轴：经线在织机的机轴上没有卷紧，指脉象紧张度不高。

⑤匀：均匀，指脉象的节律均匀。

⑥杨柳舞风：风中舞动的杨柳嫩枝。

⑦飐（zhǎn）：摆动。

⑧坤：为地卦，性属阴，五行属土。

⑨阳寸阴尺：寸脉为阳，尺脉为阴。

⑩上下：寸脉和尺脉。

⑪非其时：四季中当见缓脉而未见，反见其他脉象。

⑫胃气：有胃气之意思。有胃气的脉表现为从容、和缓、流利的特征。

⑬五：心、肝、脾、肺、肾五脏。

⑭土：胃气。

⑮阳土：胃为阳土，此指胃气。

⑯阴：胃气衰败的阴脉。

⑰阴土：脾为阴土，此指胃气。

⑱阿阿：和缓、宽大。

⑲通：作量词。

⑳袅袅：形容细长柔软的东西随风摆动。

㉑风眩：肝风内动所致的眩晕。

㉒胃家虚：脾胃虚弱。

㉓神门：尺脉。

㉔濡泄：脾虚湿盛而致大便泄泻。

㉕风秘：风动内燥而致的便秘。

㉖蹒跚：腿脚不灵便。

㉗ 风：指风邪伤卫，表卫不固，营阴外泄的太阳中风证。

㉘ 湿：湿邪为患所致的湿证。

㉙ 风虚：表虚易中风邪。

㉚ 湿痹：痹病中的一种类型，多为感受湿邪所致的肢体关节重痛为主的痹病。

㉛ 脾薄：脾气虚。

【译文】

缓脉，脉率稍快于迟脉（《脉经》）。一呼一息脉动四次（戴氏），宛如织机上的经丝未卷紧。触之脉动柔和而缓，节律均匀（张太素）。缓脉脉象宛如初春微风中舞动的杨柳嫩枝（杨玄操），又好似微风中轻轻摆动的柳梢（滑伯仁）。

缓脉属坤卦应脾土，四季皆可见。寸部候阳脉，尺部候阴脉，寸脉和尺脉见同等的平和之脉，浮大而软，未出现阴阳偏盛偏衰者，即是平脉。倘若四季中当见缓脉而未见，反见其他脉象，此为非时之脉，为病脉。脉缓而和调均匀，不浮不沉，不快不慢，脉动有力，即是脉有胃气之象。所以杜光庭说：想要推测生死日期，古医们常以候五脏脉有无胃气来判断。如果胃气仍存，则不会出现胃气衰败的阴脉，如果出现胃气衰败的阴脉时，则应仔细推算死期。详见《玉函经》。

缓脉宽大而和缓，一呼一息脉动四次，宛如柳梢随微风摆动。如若要从脉里诊察神气，只需诊察脉的从容和缓，如有力主有神，无力主无神。

脉来怠慢，一呼一息不足四至为迟脉，而一呼一息脉动四至为缓脉。

缓脉多见于营弱而卫强之证，可因伤风、伤湿或脾虚所致。病在上部可见颈项强硬，在下部可见痿病或痹病。若要辨缓脉之主病，须结合脉的浮、沉、大、小来判断。

寸脉缓可见风邪所犯的项背拘急，关脉缓可见肝风眩晕或脾胃虚弱，迟脉缓可见脾虚湿盛的泄泻或风邪所致的大便秘结或行走困难。

脉浮而缓为太阳中风证，脉沉而缓为里湿证，脉缓而大为风邪伤及表卫而致表虚，脉缓而细为湿盛所致的湿痹，脉缓而涩为脾虚所致的气血不足，脉缓而弱为气虚。《脉诀》说：脉缓主脾热、口臭、反胃、齿龈肿痛、梦鬼等病证。此说纯属杜撰，与缓脉没有关系。

【脉理解析】

缓脉的脉率稍慢于平脉而快于迟脉，节律均匀。缓脉的形成多为脾胃虚弱，气血不足，脉道失于充盈鼓动，故脉象缓急无力，弛纵不张，如微风中舞动的杨柳嫩枝。缓脉的特点为和缓宽大，脉率四至。若脉缓有力为有神脉，而脉缓无力为无神脉。

缓脉和迟脉的脉象均怠慢，但是迟脉和缓脉的鉴别要点为：迟脉一息脉动不足四至，而缓脉一息脉动四至。

【主病发微】

缓脉可根据病因和病位来辨别缓脉的主病。若因伤风，脉浮缓，常侵犯上部，见项背拘急；若因伤湿或脾虚，脉缓，常侵犯下部，见痿病或痹病。寸脉缓可见风邪所犯的项背拘急；左关脉缓可见肝风眩晕，右关脉缓可见脾胃虚弱；迟脉缓可见脾虚泄泻、风邪所致的大便秘结或行走困难。

【临床举隅】

1. 寒湿泄泻

案例：泄泻清稀，肠鸣腹痛，小便清长，或兼寒热痛，肢体痛，苔白腻，脉濡缓。

治则治法：利湿散寒解表。

处方用药：胃苓汤加减（苍术、陈皮、厚朴、甘草、泽泻、猪苓、赤茯苓、白术、肉桂）。

2. 着痹

案例：关节疼痛重着，肌肤麻本不仁，手足笨重，动作不便，痛有定所，苔腻，脉濡缓。

治则治法：祛风散寒除湿。

处方用药：除湿蠲痹汤（苍术、赤茯苓、白术、泽泻、陈皮、川桂枝、滑石）。

3. 太阳中风

案例：发热，汗出，恶风，鼻鸣，干呕，脉浮缓。

治则治法：解肌固表，调和营卫。

处方用药：桂枝汤（桂枝、芍药、甘草、大枣、生姜）。

4. 脾虚肝旺

案例：胃脘胀满，攻痛连胁，按之较舒，嗳气频繁，舌苔薄白，脉象弦缓。

治则治法：调和肝脾。

处方用药：逍遥散（甘草、当归、茯苓、白芍、白术、柴胡、生姜、大枣、薄荷）。

十五、

芤（阳中阴）

【原文】

芤脉，浮大而软^①，按之中央空，两边实（《脉经》），中空外^②实，状如慈葱。

芤，慈葱也。《素问》无芤名。刘三点云："芤脉何似，绝类慈葱，指下成窟，有边无中。"戴同父云："营行脉中，脉以血为形，芤脉中空，脱血之象也。"《脉经》云："三部脉芤，长病得之生，卒病得之死。"《脉诀》言："两头有，中间无。"是脉断截矣。又言"主淋沥^③，气入小肠"。与失血之候相反，误世不小。

体状诗 芤形浮大软如葱，边实须知内已空。火犯阳经^④血上溢^⑤，热侵阴络^⑥下流红^⑦。

相类诗 中空旁实乃为芤，浮大而迟虚脉呼。芤更带弦^⑧名曰革^⑨，芤为失血革血虚。

主病诗 寸芤积血^⑩在于胸，关里逢芤肠胃痈^⑪。尺部见之多下血^⑫，赤淋^⑬红痢^⑭漏崩^⑮中。

【注释】

① 软：脉软。

② 外：脉管边缘。

③ 淋沥：病证名，通常指小便急迫、短数、涩痛的病证。

④ 阳经：上半身之经脉。

⑤ 血上溢：吐血、咳血、鼻出血等上部出血。

⑥ 阴络：下半身之经脉。

⑦ 下流红：指尿血、便血、崩漏等下部出血。

⑧ 弦：弦急。

⑨ 革：革脉，表现为浮而搏指，中空外坚，如按鼓皮。

⑩ 积血：瘀血。

⑪ 痈：病名。可分为内痈和外痈，此处的肠痈为内痈之一。

⑫ 下血：下部出血。

⑬ 赤淋：血淋，为淋证之一，指尿中有血。

⑭ 红痢：血多脓少的痢疾。

⑮ 漏崩：病名，指妇女非正常经期阴道出血。漏，血量少而淋沥不断者称漏；崩，血量多而来势急者称崩。

【译文】

芤脉，轻取脉形宽大，浮软无力，重按中央空虚，两边脉管明显（《脉经》），宛如按在葱管上一般。

芤乃葱的别名，《素问》中并无芤脉记载。刘三点说：芤脉的脉象像葱管，切脉时指下空虚、有边无中的感觉。戴同父说：营血行于脉中，脉以血为形，如果脉管内空虚，此为真阴不足，血海空虚的征象。《脉经》说：寸关尺三部脉芤，慢性久病得之，为血虚之象，脉证相应，则预后良好；急性暴病得之，脉证不相应，多为大出血之征，预后凶险。《脉诀》说：芤脉两头有脉搏，而中间没有。又说芤脉主淋沥，邪气入小肠。误以为芤脉为脉气中断，邪气入于小肠，这种观点与芤脉主血亏的观点不同，这种观点是错误的，容易误导后人。

芤脉的脉形浮大而势软，如按葱管，边缘有力，中间空虚。芤脉多见于失血证，若火热之邪上炎，侵犯阳经经脉，则出现吐血、咳血、鼻出血等上部出血；若火热之邪下注，侵犯阴经经脉，则出现尿血、便血、崩漏等下部出血。

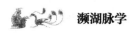

芤脉和虚脉的鉴别点：芤脉和虚脉均轻取脉大而软，而芤脉沉取中空，虚脉沉取无力、脉来迟慢。芤脉和革脉的鉴别点：芤脉和革脉均沉取中空，而芤脉沉取中空而软，革脉沉取中芤而弦急坚硬，芤脉主失血，而革脉主精血亏虚。

若寸部见芤脉，主瘀血积于胸中；若关部见芤脉，主肠痈；若尺部见芤脉，主下部出血，可见血淋、血多脓少的痢疾、崩漏等病。

【脉理解析】

芤脉的特点是浮取脉大而软，沉取中空，犹如按在葱管上。芤脉可因热病伤津失血所致，热伤阳经经脉，可见吐血、咳血、鼻出血等上部出血，而热伤阴经经脉，可见尿血、便血、崩漏等下部出血。

芤脉与虚脉的异同：芤脉和虚脉均沉取中空，均主虚证。芤脉：中空外坚，如按葱管，主失血亡津；而虚脉：沉取无力，脉来迟慢，主诸虚。芤脉与革脉的异同：芤脉与革脉均属浮而中空，轻取即得，按之中空，均主失血伤阴病证。芤脉：形大无力，如按葱管，多主急性大出血及亡阴脱液之证；而革脉：弦急搏指，如按鼓皮，多为阴血亏虚、精血虚寒等慢性失血伤阴之证。

【主病发微】

芤脉主失血。若寸部见芤脉，常主上部出血，可见胸中瘀血或吐血；若关部见芤脉，可见肠痈；若尺部见芤脉，常主下部出血，可见尿血、便血、痢疾、妇科亦可见崩漏。

【临床举隅】

1.暑温

案例：暑温后期，津液大伤，舌苔光绛，脉芤。

治则治法：清热养津。

处方用药：白虎加人参汤（知母、石膏、甘草、粳米、人参）。

2. 产后血虚发热

案例：产后失血，身有微热，面色红赤，口干口渴，自汗，头晕目眩，手足麻木，舌淡苔薄，脉大而芤。

治则治法：补血益气。

处方用药：当归补血汤（黄芪、当归）。

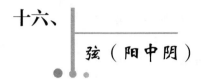

十六、

弦（阳中阴）

【原文】

弦脉，端①直以长（《素问》），如张弓弦②（《脉经》），按之不移，绰绰③如按琴瑟弦（巢氏），状若筝弦④（《脉诀》），从中直过⑤，挺然⑥指下（《刊误》）。

弦脉在卦为震，在时为春，在人为肝。轻虚⑦以滑者平，实滑如循长竿者病，劲急如新张弓弦者死。池氏说："弦紧而数，劲为大过，弦紧而细为不及。"戴同父说："弦而软，其病轻，弦而硬，其病重。"《脉诀》说："时时带数。"又说："脉紧状绳牵。"皆非弦象，今削之。

体状诗 弦脉迢迢⑧端直长，肝经木⑨旺土⑩应伤。怒气满胸常欲叫，翳⑪蒙瞳子⑫泪淋浪⑬。

相类诗 弦来端直似丝弦⑭，紧则如绳左右弹。紧言其力弦言象，牢脉弦长沉伏间（又见长脉）。

主病诗 弦应东方肝胆经，饮痰⑮寒热疟⑯缠身。浮沉迟数须分别，大小单双有重轻。

分部诗 寸弦头痛膈多痰，寒热癥瘕⑰察左关。关右胃寒心腹痛，尺中阴疝⑱脚拘挛⑲。

弦为木盛之病，浮弦支饮⑳外溢，沉弦悬饮㉑内痛，疟脉自弦，弦数多热，弦迟多寒，弦大主虚，弦细拘急，阳弦㉒头痛，阴弦㉓腹痛，单弦㉔饮癖㉕，双弦㉖寒痼㉗。若不食者，木来克土，必难治。

【注释】

① 端：正、直之意。

② 张弓弦：拉紧的弓弦。

③ 绰绰：有余，形容脉形长而有余。

④ 筝弦：牵拉风筝的线。

⑤ 从中直过：从寸、关、尺三部所过。

⑥ 挺然：挺直的感觉。

⑦ 轻虚：柔和之意。

⑧ 迢迢：形容路途遥远，此处指弦脉脉体较长。

⑨ 木：五行之一，木对应五脏"肝"。

⑩ 土：五行之一，土对应五脏"脾"。

⑪ 翳：眼外所生遮蔽视线之目障。

⑫ 瞳子：瞳仁。

⑬ 泪淋浪：迎风流泪。

⑭ 丝弦：琴弦。

⑮ 饮痰：痰饮。痰与饮为水液代谢障碍而形成的病理产物，质地清稀者称饮，质地稠厚者称痰。

⑯ 疟：疟疾。表现为寒战、高热交替出现的一种疾病。

⑰ 癥瘕：腹中结块，坚硬不移，痛有定处者为癥；聚散无常，推至游移不定，痛无定处者为瘕。

⑱ 阴疝：因寒邪侵袭肝而致睾丸、阴器急痛，肿胀。又称"癞疝""寒疝""厥疝"。

⑲ 拘挛：肌肉收缩，不能伸展自如。

⑳ 支饮：四饮之一，出自《金匮要略·痰饮咳嗽病脉证并治》中。支饮因饮邪停留于胸膈，上迫于肺，肺失肃降所致。症见胸闷气短，咳逆倚息不能平卧，外形如肿，或兼见头晕目眩、面色黧黑、心下痞坚等症状。

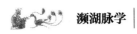

㉑悬饮：四饮之一，出自《金匮要略·痰饮咳嗽病脉证并治》中。悬饮因饮邪停留于胸胁所致。症见胁下胀满不舒，咳唾痛增，转侧及呼吸均牵引作痛，兼有干呕短气、脉沉弦等。

㉒阳弦：寸部脉弦。

㉓阴弦：尺部脉弦。

㉔单弦：单手脉弦。

㉕饮癖：悬饮。多因中阳不振，水饮停聚所致。症见胁下如弦绷急，时有水声，遇寒作痛，或时吐涎沫清水，或心下坚硬如盘，或痰多和呕酸嘈杂。

㉖双弦：两手脉弦者。

㉗痼：经久难愈的疾病。

【译文】

弦脉的脉象，端直而长（《素问》），像拉紧的弓弦（《脉经》），沉取脉象不变。弦脉的脉象，按之如按琴弦（巢氏），或按之又如牵拉风筝的线（《脉诀》）。弦脉从寸、关、尺三部而过，指目下有挺直的感觉（《刊误》）。

弦脉在八卦中配属震卦，四季中应春季，人体对应肝脏。如果脉弦而柔和流利、挺直而长为正常脉；如果脉象急速有力，如拉开的新弓，属于死脉。池氏说：弦紧而数为邪气盛，弦紧而细为正气不足。戴同父说：弦而柔软为病轻，弦而坚硬为病重。《脉诀》说：时时带数、脉紧状绳牵都不属于弦脉的脉象特征，应该删掉。

弦脉的脉形端直而长，常见肝木过旺克犯脾土。弦脉可见郁怒填胸、目生翳障、迎风流泪等病症。

弦脉的脉象端直而长似按琴弦，紧脉的脉象紧张有力而似按绳索。紧脉主诊脉力而弦脉主诊脉象。牢脉的特点是脉位深沉而弦长的脉象。

弦脉应东方，主肝胆经病变、痰饮、寒热往来、疟疾等病。弦脉兼有浮、沉、迟、数的不同，需分清脉形的大与小、单侧与双侧，由此可知病情的轻重。寸部脉弦主头痛，亦主胸膈停痰；左关脉弦主寒热及癥瘕之病；右关脉弦主胃寒及心腹疼痛；尺脉弦主寒疝及腰腿拘挛等症。

弦脉一般主肝气太旺，升发太过所致。浮弦脉主支饮或饮邪外溢而形成的水肿；沉弦主悬饮或内脏病而出现的胸腹内疼痛。疟疾可见弦脉。脉弦数主热证，弦迟主寒证；弦而虚大者主虚证；弦细脉主手足拘挛、屈伸不利；寸部脉弦主头痛，尺部脉弦主腹痛；单手脉弦可见悬饮，双手脉弦主沉寒痼疾。如果脉弦而又不能食，这是肝木克制脾胃太过，以致大伤，胃气衰败的征象，预后不好（属难治）。

【脉理解析】

弦脉的脉形表现为端直而长，像拉紧的弓弦，即使重按脉势也不减。弦脉按之的感觉好像按在琴弦上或是按在拉紧的风筝线上，且寸、关、尺三部均有这种紧张、挺直的感觉。弦脉的脉象端直而长。弦脉形成由肝失疏泄、横克脾土，可见急躁易怒、胸胁胀满不，或可见目生翳障或迎风流泪等病症。

弦脉和紧脉的鉴别要点在于：紧脉的脉力强于弦脉，弦脉按之似琴弦而紧脉按之似绳索。弦脉重在形象，而紧脉重在脉力。牢脉则脉位深沉而弦长。

【主病发微】

凡是头痛或痰浊停于胸膈，因病在上焦，故寸脉部多见弦；寒热往来，癥瘕积聚等病，多于肝胆相关，左关部脉多见弦；若寒在中焦脾胃，出现脘腹疼痛，右关脉多见弦；若尺脉弦者，其主病常见阴疝或两脚拘挛、屈伸不利等病证。

【临床举隅】

1. 肝郁胁痛

案例：胁肋胀痛，情绪波动时更甚，胸闷不舒，痛连少腹，饮食少思，舌淡苔薄，脉弦。

治则治法：疏肝理气。

处方用药：柴胡疏肝散（陈皮、柴胡、川芎、香附、枳壳、芍药、甘草）。

2. 肝气反胃呕吐

案例：呕吐吞酸，嗳气频作，胸胁满痛，烦闷不舒，舌边红，苔薄白，脉弦。

治则治法：泄肝和胃，理气降逆。

处方用药：左金丸（黄连、吴茱萸）。

3. 肝肾阴虚眩晕

案例：头晕目眩，五心发热，遗精滑精，耳鸣耳袭，腰膝酸软，精神欠佳，健忘少寐，舌质红，脉弦细。

治则治法：补肾益阴。

处方用药：左归丸（熟地黄、山药、枸杞子、山茱萸、川牛膝、菟丝子、鹿角胶、龟甲胶）。

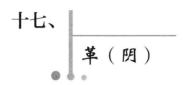

十七、

革（阴）

【原文】

革脉，弦而芤①（仲景），如按鼓皮（丹溪）。

仲景曰：弦则为寒，芤则为虚，虚寒相搏，此名曰革。男子亡血失精，妇人半产②漏下③。《脉经》曰："三部脉革，长病得之死，卒病得之生。"时珍曰：此即芤弦二脉相合，故均主失血之候。诸家脉书，皆以为牢脉，故或有革无牢、有牢无革，混淆不辨。不知革浮牢沉，革虚牢实，形证皆异也。又按《甲乙经》曰："浑浑④革革，至如泉涌，病进而危；弊弊绰绰⑤，其去如弦绝者死。"谓脉来浑浊革变，急如涌泉，出而不反也。王贶以为溢脉⑥，与此不同。

体状主病诗 革脉形如按鼓皮，芤弦相合脉寒虚。女人半产并崩漏，男子营虚或梦遗⑦。

相类诗 见芤、牢。

【注释】

① 芤：通"空"，指空。

② 半产：小产。

③ 漏下：月经病名。月经的周期、经期、经量异常的病证。发病急骤，暴下如注，大量出血者为"崩"；病势缓，出血量少，淋沥不绝者为"漏"。

④ 浑浑：水流盛大貌，滚滚而来的意思。

⑤ 弊弊绰绰：弊，衰败、断续之意；绰，宽裕舒缓貌。弊

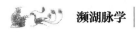

弊绰绰，指脉来虚弱无力，若断若续，虚弱无力，似有似无，应指不清。

⑥溢脉：脉象搏动部位向上超过寸部，谓溢脉。

⑦梦遗：因梦交而致精液遗泄的病证。

【译文】

革脉的脉象特点弦急而中空（仲景），宛如按在鼓皮上（丹溪）。

张仲景说：弦脉主寒，芤脉主营血虚损，虚寒相搏结，以至于形成弦急中空之脉，称为革脉。男子精血损耗、女子小产漏下等证均可出现革脉。《脉经》说：寸关迟三部皆出现革脉，如果属于久病者，主死；急性暴病见之，预后良好，主生。李时珍说：革脉即为芤脉与弦脉相合而成，故革脉仍主失血诸证。历代脉学书籍，常将革脉误作为牢脉，不是认为有牢脉而无革脉，便是认为有革脉而无牢脉，以至于混淆不清。另外，《针灸甲乙经》说：革脉来势汹涌而急，如同泉水般奔涌，主元气大衰，邪盛病危之候；如果革脉的脉象往来如同琴弦断绝者，则属于死证。《针灸甲乙经》将此类脉来汹涌而急，出而不复返者称为釜沸脉，而王觇称为溢脉，此两种脉与革脉完全不同。

革脉脉象的特点表现出弦脉和芤脉相合的特点，既表现出弦脉的弦急坚挺，又表现出芤脉重按中空的特点。革脉可见女子小产崩漏，男子营血亏虚、梦遗等病证。

革脉与芤脉的鉴别点：革脉和芤脉均沉取中空，而芤脉沉取中空而软，革脉沉取中芤而弦急坚硬。革脉与牢脉的鉴别点：革脉和牢脉均坚牢不移，而革脉沉取中空，牢脉沉取仍坚实。

【脉理解析】

革脉形成多因亡血失精，故脉象浮取搏指，沉取中空，此中空外坚的特点如按鼓皮。革脉脉象表现为弦急而中空；弦脉表现为端直而长，芤脉表现为重按中空，故革脉的脉象表现出弦脉和芤脉两种脉象相合的特点。革脉形成多见于精血亏虚，导致气无所恋而浮越于外，因而脉来浮大搏指，如按鼓皮，女子可见小产崩漏，男子可见营血亏虚、梦遗等病。

革脉与芤脉的鉴别点：革脉脉位浮，脉形长，沉取中空但坚硬搏指；芤脉脉位沉而弦，沉取中空而软。革脉与牢脉的鉴别点：革脉和牢脉均坚牢不移，而革脉沉取中空，牢脉沉取仍坚实。

【主病发微】

革脉多主精血亏虚、失血亡精之证。如果革脉分别见于左、右手的寸、关、尺三部，其所主病证均与相关脏腑病变有关。左寸革为心血虚心痛；右寸革为肺虚气逆；左关革为寒滞肝脉，疝气、癥瘕积聚、疼痛；右关革主脾虚肝郁，腹痛泄泻；左尺革则肾亏精损；右尺革则肾衰，预后不良，女子可小产或崩漏。

【临床举隅】

1. 崩漏

案例：妇人下血，淋沥不断，神疲气短，脉大而虚或革。

治则治法：益气止血，健脾固崩。

处方用药：固本止崩汤（熟地黄、白术、生黄芪、人参、当归、黑姜）。

2. 疝气

案例：阴囊清冷，坚硬如石，睾丸疼痛，脉革而坚急。

治则治法：温经散寒止痛。

处方用药：暖肝煎（当归、枸杞子、小茴香、肉桂、乌药、沉香、茯苓）。

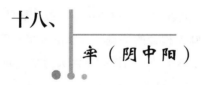

十八、牢（阴中阳）

【原文】

牢脉，似沉①似伏②，实③大而长，微弦（《脉经》）。

扁鹊曰："牢而长者，肝也。"仲景曰："寒则牢坚，有牢固之象。"沈氏曰："似沉似伏，牢之位④也。实大弦长，牢之体⑤也。"《脉诀》不言形状，但云寻之则无，按之则有，云脉入皮肤⑥辨息⑦难，又以牢为死脉⑧，皆孟浪⑨谬误。

体状相类诗 弦长实大⑩脉牢坚，牢位常居沉伏间。革脉芤弦自浮起⑪，革虚牢实⑫要详看。

主病诗 寒⑬则牢坚里有余⑭，腹心寒痛⑮木乘脾⑯。疝癫⑰癥瘕⑱何愁也，失血阴虚却忌之。

牢主寒实之病，木实⑲则为痛。扁鹊云："软为虚⑳，牢为实㉑，失血者，脉宜沉细，反浮大而牢者死，虚病见实脉㉒也。"《脉诀》言："骨间疼痛，气㉓居于表。"池氏以为肾传于脾，皆谬妄不经。

【注释】

①沉：沉脉，轻取不应，重按始得，脉位深沉。

②伏：伏脉，重手推筋按骨始得，甚者伏而不见。

③实：实脉，三部脉举按均有力。

④牢之位：牢脉所显现的部位。

⑤牢之体：牢脉所表现的形态。

⑥脉入皮肤：脉动显现部位较深。

⑦ 息：脉象。

⑧ 死脉：无胃、神、根之脉，预后多不良。

⑨ 孟浪：鲁莽，唐突。

⑩ 弦长实大：牢脉的脉象特点。

⑪ 自浮起：脉位偏浮。

⑫ 革虚牢实：革脉沉取中空，牢脉沉取沉实。

⑬ 寒：阴寒内盛。

⑭ 里有余：里实寒。

⑮ 腹心寒痛：寒邪直中引起脘腹冷痛。

⑯ 木乘脾：肝木横逆克犯脾土。

⑰ 疝癥：指寒疝和癥疝。寒疝，寒邪侵犯足厥阴肝经，症见阴囊冷痛肿硬、痛引睾丸等；癥疝，痰湿或湿热所致阴囊肿大、皮粗厚、坚硬且重坠。

⑱ 癥瘕：癥，腹中结块的病，坚硬不移动，痛有定处；瘕，聚散无常，痛无定处。

⑲ 木实：肝病实证。

⑳ 软为虚：软弱无力之脉为虚证。

㉑ 牢为实：实大弦长之脉为实证。

㉒ 虚病见实脉：虚证而见脉实有力，此为脉证不符。

㉓ 气：指邪气，病邪。

【译文】

牢脉的脉象，既像沉脉又像伏脉，脉位深沉，脉形宽大而长，脉势略端直弦急（《脉经》）。

扁鹊说：牢脉实大弦长常见于肝病。仲景说：阴寒内盛时，会出现牢脉。沈氏说：像沉脉又像伏脉，是指牢脉显现的部位较深。脉象有力脉体大而弦长，是指牢脉之形态。《脉诀》中不讲牢脉的形态特征，只说切脉不明显，仅沉取时有脉动，又说当脉动显现部位较深时，辨别脉象是不容易的，而且认为牢脉为预后不良之象。《脉诀》所言之牢脉是含混不清，有失确切的。

牢脉的脉象弦急坚硬，脉形宽大而长，沉取有力。牢脉沉取脉位位于沉脉和伏脉之间。革脉具有芤脉和弦脉相合的特点，脉位浮。革脉沉取中空，牢脉沉取坚实，须仔细区分。

牢脉主阴寒内盛、邪气有余的里实证，可见于寒邪直中所致的脘腹冷痛，肝木横逆克犯脾土，寒疝、癫疝、癥瘕等，以上这些病证见牢脉为脉证相符，预后较好，不必担忧。但若失血阴虚之人出现牢脉，属脉证不符，病情令人担忧。

牢脉主阴寒实证以及肝病实证。扁鹊说：软弱无力之脉见于虚证，实大弦长之牢脉见于实证。失血时，脉应表现为沉细，若脉不见沉细反见浮大而兼弦长者，预后则不良，此为虚证见脉实而有力，属脉证不符，主病逆。《脉诀》说：牢脉见于筋骨疼痛病证，为邪气滞留于肌表所致。池氏认为牢脉主肾病影响于脾（水盛侮土），这些说法是错误的。

【脉理解析】

牢脉主要因为阴寒内积，阳气沉潜于下所致，因此牢脉的脉位深沉。同时，牢脉还表现出脉形宽大而长、脉势略端直弦急之象。

牢脉、沉脉和革脉的鉴别点：三者脉位均深沉，但牢脉脉位介于沉脉和伏脉之间。革脉和牢脉的鉴别点：牢脉和革脉均坚硬，而牢脉浮取沉取均沉实，革脉浮取搏指而沉取中空。

【主病发微】

牢脉的形成多因阴寒凝结，邪聚内实，阳气沉潜，气血壅滞所致。可见于阴寒腹痛、疝气、癥瘕等实证，这些病证符合牢脉形成机理，属于脉证相符，临床预后尚可；但若失血阴虚等虚损类病证出现牢脉，则与牢脉形成机理不符，属于脉证不符，临床预后不良。

【临床举隅】

1. 癥瘕

案例：肿块不坚，推柔可散，时而又聚，色略青，脉牢。

治则治法：行气导滞。

处方用药：香棱丸（三棱、青皮、陈皮、莪术、枳壳、枳实、萝卜子、香附子、黄连、神曲、麦芽、鳖甲、干漆、桃仁、砂仁、木香、甘草、槟榔、山楂）。

2. 心腹寒痛

案例：胃腹疼痛，时泛清水，得热则减，手足厥冷，脉革。

治则治法：温中散寒。

处方用药：附子理中汤（附子、人参、干姜、甘草、白术）。

十九、

濡（阴）

【原文】

濡脉，极软而浮细，如帛在水中，轻手相得，按之无有（《脉经》），如水上浮沤。

帛浮水中，重手按之，随手而没之象，《脉诀》言："按之似有，举还无。"是微脉，非濡也。

体状诗 濡形浮细按须轻，水面浮绵力不禁。病后产中犹有药，平人若见是无根①。

相类诗 浮而柔细知为濡，沉细而柔作弱②持。微③则浮微如欲绝，细④来沉细近于微。

浮细如绵曰濡，沉细如绵曰弱。浮而极细如绝曰微，沉而极细不断曰细。

主病诗 濡为亡血阴虚病，髓海⑤丹田⑥暗已亏。汗雨夜来⑦蒸入骨⑧，血山崩倒⑨湿侵脾。

分部诗 寸濡阳微自汗多，关中其奈气虚何。尺伤精血虚寒甚，温补真阴可起疴。

濡主血虚之病，又为伤湿。

【注释】

①无根：与"有根"相对，"有根脉"表现为沉取应指有力，尺部尤显；"无根"即脉沉取无力。

②弱：弱脉，极软而沉细，主气血不足，阳气亏虚。

③微：微脉，脉形细小，脉势软弱，按之欲绝，若有若无，

主气血大亏，阳气衰微。

④ 细：细脉，脉细如线，但应指明显，主气血两虚，诸虚劳损，又主湿病。

⑤ 髓海：脑为诸髓汇聚之处。

⑥ 丹田：脐下三寸，为男子精室、女子胞宫所在之处。

⑦ 汗雨夜来：盗汗，入睡时汗出，醒后自止。

⑧ 蒸入骨：骨蒸潮热，有自骨髓向外蒸腾之感。

⑨ 血山崩倒：妇科血崩病。

【译文】

濡脉的脉象，软弱无力，脉位浮浅，脉形细小，好像丝绢浮在水中，浮取即得，沉取则无（《脉经》）。濡脉的脉象又好像水泡漂浮在水面上一般。

濡脉的脉象特征为浮细而软，不耐重按，如同丝绢浮于水面，轻触可得其形，重按随即消失。而《脉诀》说：濡脉按之似有，举还无。指的是微脉而非濡脉。

濡脉的脉象，位浮而形细，须轻取而得。濡脉的脉象好像水面上漂浮的丝绵一样，禁不起重按。如久病体虚或产后血虚见濡脉，为脉证相符，仍有药可解；但，如若无病之人见到濡脉，属于脉证不相符，为无根脉，表示肾中精气亏虚。

脉位浮浅，柔软而形细的脉为濡脉；脉位深沉，形细而柔软的脉为弱脉；脉位浮而极为软弱，脉来欲绝为微脉；脉位沉，形细小近似于微脉为细脉。

濡脉特征为浮细力软如绵；弱脉特征为沉细力软如绵；微脉特征为浮而极其细软，按之欲绝；细脉特征为沉而极细如线，应指不绝。

濡脉，主亡血、阴虚之病。脑髓空虚、精血暗耗、盗汗、骨蒸潮热、妇女血崩、湿邪困脾等证皆可见濡脉。寸部脉濡，多为阳虚自汗；关部脉濡多为脾胃气虚；左尺脉濡多为肾精亏损，右尺脉濡多为肾阳亏虚，须用温补肾阳，滋养肾阴之法，方可治愈。

濡脉主阴血虚损之证，亦主湿邪侵袭之证。

【脉理解析】

濡脉的脉象特点为浮、细、软。濡脉的脉象特点兼具了浮、细、软的特点，需轻取才可得，重按无力。濡脉主诸虚劳损，精血不充于脉而得，故可见久病体虚或产后血虚等病证。

濡、弱、微、细四种脉象都具有脉形细而搏指无力的特点。所不同者，濡脉浮而细软；弱脉沉而细软；微脉极细极软，若有若无，按之欲绝；细脉虽脉细如线，但应指明显。濡脉与弱脉之脉形、至数和脉势相同，但脉位不同，前者脉位浮浅，后者脉位深沉。细脉脉形细而偏于中取、沉取。微脉极细极软，若有若无，按之欲绝。

【主病发微】

濡脉主诸虚证。濡脉的成因是气虚而无力推动血行，形成松弛软弱之势；同时也因精血虚而不荣于脉，脉管不充，则脉形细小应指乏力。因此濡脉既可见精血亏损的"脑髓空虚、精血暗耗、阴虚盗汗和骨蒸潮热"等阴虚症状，也可见脾气不足，湿邪困阻之证。寸部候心肺，寸部脉濡乃心肺阳气虚损而自汗出。关部候肝脾，关部脉濡可见脾气亏虚。尺部候肾，左尺候肾中精血，右尺候肾中元阳，因此左尺部脉濡为肾精亏虚，右尺部脉濡为肾阳不足，因此须温补肾阳，滋养肾阴来治疗。

【临床举隅】

1. 脾胃虚弱呕吐

案例：面色㿠白，时吐时止，饮食则吐，倦怠乏力，四肢不温，大便稀，舌质淡，脉濡弱。

治则治法：健脾和胃，温中降逆。

处方用药：理中汤加味（人参、白术、炙甘草、干姜）。

2. 风湿头痛

案例：头痛如裹，肢体倦怠，胸闷纳呆，大便或溏，苔腻，脉濡。

治则治法：益气祛风胜湿。

处方用药：顺气和中汤（半夏、白茯苓、白术、陈皮、枳实、甘草、香附、山栀、神曲、砂仁、黄连）。

3. 湿温

案例：头痛恶寒，胸闷不饥，口不渴，午后身热，脉弦细而濡。

治则治法：芳香化浊，淡渗利湿。

处方用药：三仁汤（杏仁、半夏、飞滑石、生薏苡仁、白通草、白蔻仁、竹叶、厚朴）。

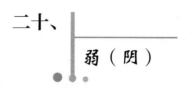

二十、

弱（阴）

【原文】

弱脉，极软而沉细，按之乃得，举手无有（《脉经》）。

弱乃濡①之沉者。《脉诀》言轻手乃得，黎氏譬如浮沤②，皆是濡脉，非弱也。《素问》曰："脉弱以滑，是有胃气③。脉弱以涩④，是谓久病。"病后老弱见之顺⑤，平人少年见之逆⑥。

体状诗　弱来无力按之柔，柔细而沉不见浮。阳陷入阴⑦精血弱，白头⑧犹可少年愁。

相类诗　见濡脉。

主病诗　弱脉阴虚阳气衰，恶寒发热骨筋痿⑨。多惊⑩多汗精神减，益气调营急早医。

分部诗　寸弱阳虚病可知，关为胃弱与脾衰。欲求阳陷⑪阴虚病，须把神门⑫两部推。

弱主气虚之病，仲景曰："阳陷入阴，故恶寒发热。"又云："弱主筋⑬，沉主骨⑭，阳浮⑮阴弱⑯，血虚筋急⑰。"柳氏曰："气虚则脉弱，寸弱阳虚，尺弱阴虚，关弱胃虚。"

【注释】

① 濡：濡脉，脉象表现为浮细软无力。

② 浮沤："沤"即水泡。"浮沤"，指浮在水面上的水泡。

③ 胃气：脉有胃气。"有胃气"的脉象特征为从容、和缓、流利。

④ 涩：涩脉。涩脉表现为脉细而迟，往来艰涩不畅，如轻

刀刮竹。

⑤顺：顺证。指脉证相符，为顺证。

⑥逆：逆证。指脉证不相符合，为逆证。

⑦阳陷入阴：阳气虚衰下陷。

⑧白头：老年人。

⑨痿：病名。以四肢软弱无力为主症。

⑩惊：惊悸。多由受惊而致心悸。

⑪阳陷：阳气虚衰下陷。

⑫神门：尺部脉。

⑬弱主筋：弱脉主病有精血不足，血虚可使筋脉失养，故言弱主筋。

⑭沉主骨：沉脉主里证，骨为里，故言沉脉主骨。

⑮阳浮：寸部为阳，故阳浮指的是寸脉浮。

⑯阴弱：尺部为阴，故阴弱指的是尺脉弱。

⑰筋急：血虚筋脉失养而致筋脉挛急。

【译文】

弱脉的脉象极其柔软而沉细，用力沉取才能诊得，轻手浮取则不可得（《脉经》）。

弱脉类似于濡脉，两者的脉象皆细软，但弱脉需沉取，濡脉则需浮取。《脉诀》所说的轻取即可切得，以及黎氏所谓如水面上的浮泡，都指的是濡脉，而不是弱脉。《素问》说：弱脉若兼有滑利、流畅之象，是脉有胃气。弱脉若兼有涩滞不畅之象多见于久病。病后及年老体弱者若见弱脉，是谓脉证相应之顺证，体壮及年少之人若见弱脉，则是脉证不相应之逆证。

弱脉的脉象柔软无力，沉取可得而浮取不现。弱脉主阳气虚弱内陷及精血虚衰，老年人因气血不足，出现弱脉属正常现象，但如果少年人显现弱脉，则病情堪忧。

参考濡脉的相类诗内容。

弱脉主阴虚和阳气虚衰，可见于恶寒发热、骨筋软弱痿废不用、惊悸、多汗、神疲乏力等病症，治疗需要及早给予补气养血之法。若寸部脉弱，主阳虚；若关部脉弱，主脾胃虚弱；若要诊断阳陷阴虚证候，须根据两手尺部来推断。

弱脉主气虚之病，仲景说：阳气虚内陷入阴，可见恶寒发热。仲景又说：弱脉主血虚筋脉失养，骨为里，弱脉位沉主里证，寸脉浮尺脉弱，为血虚，血虚则筋脉失养而挛急。柳氏说：气虚可见脉弱，寸部脉弱为阳气虚，尺部脉弱为精血亏虚，关部脉弱为脾胃虚弱。

【脉理解析】

弱脉主气血不足，阳气亏虚。精血亏少，脉道不充盈，故脉形细小软弱；阳气亏虚，鼓动无力，故轻取不得。因此，弱脉的特点是浮取不应，沉取细软。弱为沉细软之脉，浮取不应。弱脉多见于阳气虚衰、气血俱虚之证。老人与年轻人体质有异，气血盛衰有别，故老人见弱脉，多是自然衰老的表现。年轻人气血旺盛，若反见弱脉，则必有虚损。

脉位浮浅，柔软而形细的脉为濡脉；脉位深沉，形细而柔软的脉为弱脉。详细参考濡脉之相类诗解析。

【主病发微】

弱脉主阳气衰微、精血不足诸证，治疗需要及早给予补气养血之法。寸候心肺。右寸弱为肺气虚，多见气短自汗；左寸弱为心阳虚，多见惊悸、健忘。右关脉弱，常为脾胃衰弱，中阳不足，可见脘腹寒病、食少便溏等。左关脉弱，以主肝气不足，寒凝肝脉，而多见少腹疼痛等症。两尺候肾，两尺脉弱，多为真阳虚衰而下焦虚寒，或真阴不足，精血亏虚。

【临床举隅】

1. 心血不足之心悸

案例：心悸，面色不华，头目眩，舌淡苔白，脉细弱。

治则治法：补血养心。

处方用药：养心汤（黄芪、白茯苓、茯神、半夏、当归、川芎、远志、桂枝、柏子仁、酸枣仁、五味子、人参、甘草）。

2. 心脾两虚之失眠

案例：多梦易醒，醒后难以入睡，心悸健忘，神疲肢倦，面无华色，舌淡苔白，脉细弱。

治则治法：益气养血，补养安神。

处方用药：归脾丸（党参、白术、炙黄芪、炙甘草、当归、茯苓、远志、酸枣仁、龙眼肉、木香、大枣）。

3. 肾精亏虚之头晕

案例：头晕眼花，耳鸣，腰膝酸软，遗精，舌红，脉细弱。

治则治法：补肾益精，滋阴潜阳。

处方用药：左归丸（熟地黄、山药、枸杞子、山茱萸、川牛膝、菟丝子、鹿角胶、龟甲胶）。

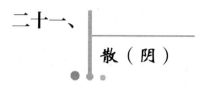

二十一、散（阴）

【原文】

散脉，大[①]而散，有表无里[②]（《脉经》）；涣漫不收[③]（崔氏）；无统纪[④]无拘束，至数不齐，或来多去少，或去多来少，涣散不收，如杨花散漫之象（柳氏）。

戴同父曰："心脉浮大而散，肺脉短涩而散，平脉也。心脉软[⑤]散，怔忡[⑥]；肺脉软散，汗出；肝脉软散，溢饮[⑦]；脾脉软散，胕肿[⑧]，病脉也。肾脉软散，诸病脉代[⑨]散[⑩]，死脉也。"《难经》曰："散脉独见，则危。"柳氏曰："散为气血俱虚，根本脱离之脉。产妇得之生，孕妇得之坠。"

体状诗　散似杨花散漫飞，去来无定至难齐。产为生兆胎为坠，久病逢之不必医[⑪]。

相类诗　散脉无拘散漫然，濡来浮细水中棉。浮而迟大为虚脉，芤脉中空有两边。

主病诗　左寸怔忡右寸汗，溢饮左关应软散。右关软散胕[⑫]肿，散居两尺魂应断。

【注释】

① 大：指脉体宽大。

② 有表无里：轻取可得，重按不得。

③ 涣漫不收：脉气散漫不受约束。

④ 统纪：纲纪，条理。此为规矩约束之意。

⑤ 软：指脉形软弱。

⑥ 怔忡：病名。表现为心中惕惕不安，不能自控的一种病证。

⑦ 溢饮：水饮病的一种。饮邪泛滥体表肌肤所致，症见肢体沉重疼痛，或肿或兼咳喘。

⑧ 胻肿：下肢水肿。

⑨ 代：代脉。脉象特征为脉来时止，止有定数，良久方来。

⑩ 散：散脉。散脉特征为浮散无根，稍按则无，至数不齐。

⑪ 不必医：病情危重，难以救治。

⑫ 怔胻跗（héngfū）：胻，小腿；跗，同"趺"，指足。

【译文】

散脉脉形宽大而散乱无力，浮取有脉，沉取不得（《脉经》）。散脉的脉象散漫松懈（崔氏），至数不清，节律不齐，脉搏跳动时快时慢。散脉脉象的涣散不收特点，如同漫天飞舞的杨花，浮散而乱（柳氏）。

戴同父说：左寸（候心）见浮大而散，右寸（候肺）见短涩而散，都属于平脉。如果左寸见软散不足的脉象，可见心悸怔忡；如果右寸见软散不足的脉象，可见自汗恶风；如果左关见软散不足的脉象，表现为肢体沉痛，或肿或喘；如果右关见软散不足的脉象，表现为足胫浮肿，为病脉；如果尺部见软散不足的脉象，表示元气大伤、阴阳离决，为死证。《难经》说：寸、关、尺三部皆单独出现散脉，属于危重证候。柳氏说：散脉，主气血虚损，脏腑之气脱绝。当孕妇临产时，由于血脉分离，出现散脉，为正常脉；当孕妇在妊娠时却出现散脉，则表示为气血大伤，胎元不固，容易堕胎。

散脉的脉象，好像漫天飞扬的杨花，涣散不收，搏动毫无规律，至数不齐。孕妇临产时出现散脉为分娩之征；妊娠期见散脉为堕胎之兆；如果久病之人见散脉，提示元气离散，脏腑

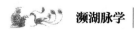

之气将绝，难以救治。

散脉的脉象浮散无根，节律不齐；濡脉的脉象浮细而软，如按水中棉帛；虚脉的脉象浮大迟软，沉取无力；芤脉浮大而软，沉取中空。

左寸脉散，为心病心悸怔忡；右寸脉散，为肺气虚自汗。左关脉散，为饮邪停于四肢的溢饮；右关脉散无力，为脾虚腿脚浮肿。两尺脉散，为脉已无根，病情危重。

【脉理解析】

散脉为浮散无根，稍按则无，节律紊乱的脉象，其指下感觉如漫天飞舞的杨花，浮散而乱。散脉主元气离散，脏腑之气将绝，见于危重病证。散脉的脉象，脉气散乱不收，故轻取浮散而不聚，重按则散漫无根，节律紊乱，古人用"散似杨花无定踪"形容散脉，形象地体现了散脉浮散无根、至数不齐的特点。孕妇临产时见散脉为正常脉象，而妊娠期见散脉为气血大伤，胎元不固，多为堕胎之兆。久病之人见散脉为久病气血耗散，为脏腑之气将绝的体现，提示病情危重。

散脉、濡脉、虚脉、芤脉四种脉象均具有脉位浮、脉势软弱无力的特点，但其脉形、势、节律各具特征。散脉为浮软而无根，脉律不齐，如漫天飞舞的杨花；濡脉脉位浮，脉形细软，如按水中漂浮的丝帛；虚脉脉位浮，沉取三部均无力；芤脉脉位浮，脉形软，沉取中空，如按葱管。

【主病发微】

散脉主元气离散，脏腑之气将绝。左寸候肺右寸候心，左寸脉散为心气大伤，心气伤则心神失主，故病心悸不宁；右寸脉散为肺气大虚不能固表，故自汗出。左关候肝右关候脾，左关脉散为肝气不足，不能疏脾，水液输运失常，浸淫肌肤，发为溢饮；右关脉散为脾气大伤水湿内停，可见下肢浮肿。两尺候肾，尺部脉散，更体现了散脉主元气离散的危重病证。

【临床举隅】

1. 脱证

案例：突然昏仆，人事不知，鼻鼾息微，目合口开，四肢厥冷，大汗淋漓，喉中痰涌，脉散。

治则治法：回阳固脱。

处方用药：参附汤（人参、附子）。

2. 中暑

案例：汗多，喘喝欲脱，角弓反张，脉散。

治则治法：守阴留阳。

治则治法：生脉散（人参、麦冬、五味子）。

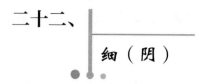

二十二、细（阴）

【原文】

细脉，小于微①而常有②，细直而软，若丝线之应指（《脉经》）。

《素问》谓之"小"。王启玄言："如莠蓬③状，其柔细也。"《脉诀》言"往来极微"，是微反大于细矣。与经相背。

体状诗 细来累累④细如丝，应指沉沉无绝期。春夏少年俱不利，秋冬老弱却相宜。

相类诗 见微、濡脉。

主病诗 细脉萦萦血气衰，诸虚劳损七情⑤乖⑥。若非湿气侵腰肾，即是伤精汗泄来。

分部诗 寸细应知呕吐频，入关腹胀胃虚形。尺逢定是丹田冷，泄痢遗精号脱阴⑦。

脉经曰："细为血少气衰，有此证则顺，否则逆。故吐衄得沉细者生，忧劳过度者脉亦细。"

【注释】

① 小于微：应为"小大于微"（《脉经·脉形状指下秘诀第一》），意为稍大于微脉。

② 常有：应指明显。

③ 莠蓬：莠，杂草；蓬，蓬草。"莠蓬"指的是一种茎细而软的杂草。

④ 累累：重叠，积累之义，此处引申为连续不断。

中医白话解读本丛书

⑤ 七情：喜、怒、忧、思、悲、恐、惊七种情志活动。

⑥ 乖：不顺，不和谐。

⑦ 脱阴：肝肾阴液枯竭。

【译文】

细脉的脉象，脉力稍大于微脉且应指明显，脉形细直而无力，如按丝线一般（《脉经》）。

《素问》将细脉称作"小"脉。王启玄说：细脉就像茎蔓细软的杂草一样，应指细柔无力。然而《脉诀》中却把细脉说成：脉的往来极其微弱。意思是细脉比微脉更微弱，这种说法与经文相互违背，是错误的。

细脉脉象虽细如丝，但连续不断，即使沉取也不中断。如春夏两季或青年人见细脉为不利，而秋冬两季或老弱之人见细脉为常象。

细脉与微脉、细脉与濡脉的鉴别参考微脉和濡脉的相类诗内容。

细脉指下不断，状若丝线，诸虚劳损、七情郁结可见细脉。湿邪侵袭腰肾、阴精耗损、大汗大泄伤津均可见细脉。

如果寸部脉细常见呕吐频作；关部脉细可见腹胀、脾胃气虚；尺部脉细可见丹田虚寒、泄泻、久痢、阴液亡脱之证。

《脉经》说：细脉的形成是由于气血虚衰，凡是脉证相符的为顺证，预后良好；脉证不相符的为逆证，预后不好。因此，如果因严重呕吐、出血而出现沉细脉为顺证，预后尚好。七情劳倦皆可以出现细脉。

【脉理解析】

细脉的特点脉形细且直，虽然无力但指下的感觉始终是清晰可见的。原文中"细脉，小于微"，应是误解，微脉的脉象极细极软，若有若无，而细脉虽细但指下仍有脉，故细脉应稍大

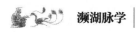

于微脉才为正解。细脉脉象形成主要因为气虚无力鼓动血液运行,营血亏虚不能充盈脉道,故脉形细如线。然细脉虽细如丝,但连续不断,即使沉取也不中断,提示气血虽虚损但未绝。春季阳气初长,夏季阳气最盛,青年人气血充盈,因此若在春夏两季和青年人见到细脉,则为病态;秋季阳气始敛,冬季阳气衰减,老年人和体弱者气血虚衰,因此秋冬季节和老弱之人见到细脉为正常态势。

细脉与微脉、细脉与濡脉的鉴别要点已在"微脉"和"濡脉"中详细讲解,此处不再赘述。

【主病发微】

细脉主气血两虚,诸虚劳损和湿病。气血两虚和诸虚劳损,脉道失于充盈,鼓动乏力,故脉细而无力。湿邪为病,由于湿性黏腻,困遏脉道,脉气鼓动受到阻抑,致脉形变细,但脉动必然应指有力。邪在胸脘膈间常致呕吐,病位在上,故寸脉应之,久吐伤津,故寸脉必细。关部脉细为脾胃气虚。尺以候肾,尺部脉细多为肾虚,如肾阳虚则见少腹冷痛、寒疝久痢等证;若肾阴虚,则多见于肾虚精伤的脱阴证。

【临床举隅】

1. 心血不足之心悸

案例:心悸,面色不华,头目眩,舌淡苔白,脉细弱。

治则治法:补血养心。

处方用药:养心汤(黄芪、茯苓、茯神、半夏、当归、川芎、远志、肉桂、柏子仁、酸枣仁、北五味子、人参、甘草)。

2. 心脾两虚之失眠

案例:多梦易醒,醒后难以入睡,心悸健忘,神疲肢倦,面无华色,舌淡苔白,脉细弱。

治则治法:益气养血,补养安神。

处方用药：归脾丸（党参、白术、炙黄芪、炙甘草、当归、茯苓、远志、酸枣仁、龙眼肉、木香、大枣）。

3. 月经量少

案例：月经量少，色淡，头晕耳鸣，心悸失眠，面白无华，舌淡苔白，脉细无力。

治则治法：补血养营。

处方用药：人参养荣汤（人参、白术、茯苓、甘草、陈皮、黄芪、当归、白芍、熟地黄、五味子、桂心、远志）。

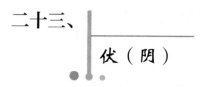

二十三、

伏（阴）

【原文】

伏脉，重按着^①骨，指下裁^②动（《脉经》）；脉行筋下（《脉诀刊误》）。

《脉诀》言："寻之似有，定息^③全无。"殊为舛谬^④。

体状诗　伏脉推筋着骨寻，指间裁动隐然^⑤深。伤寒欲汗^⑥阳将解，厥逆^⑦脐疼证属阴。

相类诗　见沉脉。

主病诗　伏为霍乱^⑧吐频频，腹痛多缘宿食停。蓄饮^⑨老痰^⑩成积聚^⑪，散寒温里莫因循^⑫。

分部诗　食郁胸中双寸伏，欲吐不吐常兀兀^⑬。当关腹痛困沉沉，关后疝^⑭痛还破腹^⑮。

伤寒，一手脉伏，曰单伏，两手脉伏，曰双伏。不可以阳证见阴^⑯为诊，乃火邪内郁，不得发越，阳极似阴^⑰，故脉伏。必有大汗而解，正如久旱将雨，六合阴晦，雨后庶物皆苏之义。又有夹阴伤寒^⑱，先有伏阴在内，外复感寒，阴盛阳衰，四肢厥逆，六脉沉伏。须投姜附及灸关元，脉乃复出也。若太溪^⑲、冲阳^⑳皆无脉者必死。《脉诀》言："徐徐发汗。"洁古以麻黄附子细辛汤主之。皆非也。刘元宾曰："伏脉不可发汗。"

【注释】

① 着：到达，触及之意。

② 裁：同"才"，方才。

中医白话解读本丛书

③ 定息：屏住呼吸。

④ 舛谬：舛，违背；舛谬，指的是此作错误解。

⑤ 隐然：隐，隐藏，不显露；然，形容词后缀。

⑥ 汗：动词，汗出。

⑦ 厥逆：病证名。指四肢逆冷（手脚冰凉，手冷过肘，足冷过膝），多由阴寒内盛格阳于外所致。

⑧ 霍乱：病名。以起病突然，大吐大泻，烦闷不舒为特征。

⑨ 蓄饮：积饮，指水饮积聚不散之证。

⑩ 老痰：陈旧顽痰。

⑪ 积聚：病证名。指腹中包块，或胀或痛的病证。按之有形，痛有定处，固定不移者为积；按之无形，痛无定处，聚散不定者为聚。

⑫ 莫因循：不可一味遵循。

⑬ 兀兀：昏沉的样子。

⑭ 疝：病名。此处指生殖器、睾丸、阴囊部位的病证。

⑮ 破腹：此处指腹部剧烈疼痛。

⑯ 阴：指属阴的脉象。

⑰ 阳极似阴：热病发展到极期，可出现一些假寒象。

⑱ 夹阴伤寒：病名。由于阴盛于里，后复感寒邪，内外皆寒，形成阴盛阳虚的病证。

⑲ 太溪：穴位名。位于足内踝尖与跟腱水平连线的中点处，属少阴肾经。

⑳ 冲阳：穴位名。位于足背最高处，动脉应手处，属阳明胃经。

【译文】

切取伏脉要用重指力，重按至骨才能感觉到搏动（《脉经》）。伏脉是脉象搏动于筋脉之下（《脉诀刊误》）。

《脉诀》说：伏脉的脉象，轻重探寻，好像有脉在搏动，但屏住呼吸，全神贯注地体会脉象，又没有脉搏了。这种解释与伏脉的脉象相违，是极其错误的。

伏脉脉位深沉，需用重指力按压，推筋着骨去体察，这时指下方才觉察到隐隐的脉搏搏动。病伤寒而见伏脉，为阳气振奋，欲战汗而解之象。四肢厥冷，脐腹冷痛时见伏脉，属阴寒之证。

伏脉和沉脉的鉴别点参考沉脉的相类诗。

伏脉主霍乱，呕吐频发不止；也可见于腹痛，多因饮食积滞；水饮内停，顽痰内蕴，日久易成积聚之病，可出现伏脉。治疗需辨证施治，不可固守温里散寒一法。两寸部见伏脉，主食滞胃脘，症见想吐而吐不出，头目昏昏沉沉；关部见伏脉，主腹痛身体困重；尺部见伏脉，则主疝气，腹部剧烈疼痛。

伏脉仅见于一手叫单伏，两手均见伏脉叫双伏。若患伤寒病，诊得脉伏，不要认为是阳证出现阴脉，此为火邪内郁，邪热盛极，阳气郁闭于内而不能布达于外，脉气随之内伏所致的伏脉。此种脉好比久旱之后，暴雨将至前的天气阴晦，闷热烦躁，而汗后热退脉象恢复自然，如雨后万物复苏一样。此外，有阴寒内盛于内，后又复感外寒，内外皆寒的阴盛阳虚病证，症见四肢厥冷、六脉沉伏，此为阴盛阳虚至极，脉气无力外鼓之象。必急用干姜、附子回阳救逆，并温灸关元等穴，其脉可复。如果太溪、冲阳处皆无脉动，此为亡阳证，病情险恶预后不良。《脉诀》说伏脉应慢慢发汗，张洁古主张用麻黄附子细辛汤温里解表，刘元宾主张伏脉不可发汗。这些都是错误的。

【脉理解析】

伏脉的脉位极其深沉，需重按推筋着骨方能找到。"脉行筋下"意指脉行部位之深。伏脉的体象，脉位深沉，隐伏于筋下骨上，需用重指力按至骨骼、推动筋肉，方可触及脉搏跳动。伏脉多属于邪气内伏，气血内阻不通形成。太阳伤寒为寒邪阻遏于卫表，体表阳气不通，常见浮紧脉象，但病伤寒而见伏脉，为体内阳气振奋，欲驱散体表寒邪，邪正相争而汗出得解之象。若四肢厥冷，脐腹剧烈冷痛时见伏脉，这是阴寒内郁，气血不通的实寒证。

伏脉和沉脉的鉴别点参考沉脉的相类诗。

【主病发微】

伏脉主邪气内伏，脉气不得宣通而致，正如《景岳全书·正脉十六部》言：伏为"阴阳潜伏阻隔闭塞之候。或火闭而伏，或寒闭而伏，或气闭而伏。"霍乱、宿食停滞、积饮、顽痰、积聚等均为不同邪气内阻，经气阻滞、气血壅遏，故均可见伏脉。因此，伏脉所见病证，需要审因辨证施治，不可恪守温里散寒一法而治。寸关尺三部分候人体上、中、下三焦。两寸脉伏，病在胸膈，可见于食滞不消，气机不利。两关脉伏，病在于脘腹，脾胃气阻滞，胃气不降反升见呕吐，脾不升清见头目昏沉。两尺脉伏，病在于下焦，可由寒凝肝脉而见疝痛剧烈。总之，脉伏多为邪气内闭，常由气闭、寒闭、火闭、食郁湿阻而致，临证之时仔细考量。

【临床举隅】

1. 气厥

案例：突然昏倒，口噤握拳，呼吸急粗，四肢厥逆，苔白，脉伏。

治则治法：行气开郁。

处方用药：五磨饮子（木香、沉香、槟榔、枳实、乌药）。

2. 癥瘕

案例：局部肿块，固定不移，时而疼痛，脉伏。

治则治法：活血行气，软坚散结。

处方用药：大七气汤（三棱、莪术、青皮、陈皮、藿香、香附）。

3. 中寒之腹痛

案例：腹部剧烈疼痛，畏冷，呕吐泄泻，唇舌淡白，右关脉伏。

治则治法：温中健脾。

处方用药：良附丸（高良姜、香附）。

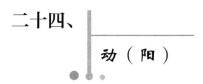

二十四、

动（阳）

【原文】

动乃数脉，见于关，上下^①无头尾，如豆大，厥厥^②动摇。

仲景曰："阴阳相搏，名曰动。阳动^③则汗出，阴动^④则发热，形冷恶寒，此三焦伤也。"成无己曰："阴阳相搏，则虚者动，故阳虚则阳动，阴虚则阴动。"庞安常曰："关前三分为阳，后三分为阴，关位半阴半阳，故动随虚见。"《脉诀》言："寻^⑤之似有，举^⑥之还无，不离其处，不往不来，三关沉沉。"含糊谬妄，殊非动脉。詹氏言"其形鼓动如钩^⑦，如毛^⑧者"，尤谬。

体状诗　动脉摇摇数在关，无头无尾豆形团^⑨。其原本是阴阳搏^⑩，虚者摇兮胜者安。

主病诗　动脉专司痛与惊，汗因阳^⑪动热因阴^⑫。或为泄痢^⑬拘挛^⑭病，男子亡精女子崩^⑮。

仲景曰动则为痛为惊。《素问》曰阴虚阳搏谓之崩。又曰："妇人手少阴脉动甚者，妊子也。"

【注释】

① 上下："上"指关前寸部；"下"指关后尺部。

② 厥厥：短，缺。此处形容动脉脉体短小的样子。

③ 阳动：寸为阳，"阳动"即寸部脉见动脉。

④ 阴动：尺为阴，"阴动"即尺部脉见动脉。

⑤ 寻：中指力取脉。

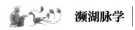

⑥ 举：轻指力诊脉。

⑦ 钩：此处指洪脉。

⑧ 毛：浮。

⑨ 团：圆之意。

⑩ 阴阳搏：阴阳二气相互搏击。

⑪ 阳：阳虚。

⑫ 阴：阴虚。

⑬ 泄痢：泄，此处指腹泻；痢，指痢疾。

⑭ 拘挛：牵引拘急，活动不能自如。

⑮ 崩：病名。指妇女不在行经期间，阴道内大量出血，来势急剧的一种病。

【译文】

动脉属数脉类，明显见于关部，脉位短小，头尾不及寸尺两部，好像豆子一般大小，流利迅速地鼓搏于指下。

张仲景说：动脉的形成，主要是由于阴阳失调、气血相互搏结所致。寸部脉动为气虚自汗，尺部脉动为阴虚发热。如果全身形寒肢冷，属于上、中、下三焦阳气受损的缘故。成无己说：阴阳气血相搏时，阴阳偏虚的一方则搏动比较厉害。寸脉属阳，阳气虚时则寸部的搏动比较明显；尺脉属阴，当阴液虚时，则尺部的搏动比较明显。庞安常说：关部脉的前三分为阳，后三分为阴，关部脉位于半阴半阳之处。《脉诀》言："寻之似有，举之还无，不离其处，不往不来，三关沉沉。"这两种说法含糊不清，都不属于动脉。詹氏说：动脉像是洪脉，又像是浮脉。这种说法更为错误的。

动脉摇动不止，脉率较快，见于关部，指下无头无尾好似圆圆的豆粒一样跳动。动脉的成因是体内阴阳二气相互搏结，阴阳偏虚的一方出现动脉，胜的一方则脉象正常。

　　动脉主疼痛与惊恐，也可见于阳虚多汗、阴虚内热，或是腹泻、痢疾、经脉拘挛的病证。男子动脉可见精液耗伤太过，女子动脉可见血崩病。

　　仲景说：动脉主痛证、惊证。《素问》说：阴虚则不能制阳，阳气偏盛而搏击而形成血崩。仲景还说：妇人手少阴肾脉出现动脉时为妊娠脉。

【脉理解析】

　　动脉脉数而滑，脉体短如豆，明显见于关部，属于数脉类。动脉脉数而滑，脉体短如豆，明显见于关部。动脉形成原因为气血失和，阴阳相击，则脉来厥厥而动。故阴阳一方偏虚可见脉动，而阴阳和调的正常人，气血协调，则脉来柔匀平缓。

【主病发微】

　　痛则阴阳不和，气为血所阻滞；惊则气血紊乱，脉行躁动不安，阴阳相搏。故动脉专主疼痛和惊恐。动脉的形成为体内阴阳相搏，阴阳任何一方虚损则可见动脉。因此，动脉可见阳虚多汗，亦可见阴虚内热。除此之外，动脉还可见于泄泻、痢疾、男子精液耗伤太过、女子血崩之病证。

【临床举隅】

1. 惊恐心痛

　　案例：心下漾漾作痛，触惊受恐则痛甚，心悸盗汗，心烦不寐，头晕耳鸣，脉左寸动。

　　治则治法：补心益肾。

　　处方用药：左归丸合养心汤（熟地黄、山药、枸杞子、山茱萸、川牛膝、菟丝子、鹿角胶、龟甲胶、黄芪、茯苓、茯神、半夏、当归、川芎、远志、肉桂、柏子仁、酸枣仁、五味子、人参、甘草）。

2. 气乱惊悸

案例：心下怯怯，如恐人将捕，脉动数。

治则治法：益气镇静安神。

处方用药：磁珠丸（磁石、朱砂、神曲）。

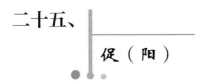

二十五、

促（阳）

【原文】

促脉，来去数，时一止①复来（《脉经》），如蹶②之趣③，徐疾不常④（黎氏）。

《脉经》但言："数而止为促。"《脉诀》乃云"并居寸口"，不言时止者，谬矣。数止为促，缓止为结，何独寸口哉。

体状诗 促脉数而时一止，此为阳极⑤欲亡阴⑥。三焦郁火炎炎盛，进⑦必无生退⑧可生。

相类诗 见代脉。

主病诗 促脉惟将火病⑨医，其因有五⑩细推之，时时喘咳皆痰积，或发狂⑪斑⑫与毒疽⑬。

促主阳盛之病，促、结之因皆有气、血、痰、饮、食五者之别，一有留滞，则脉必见止也。

【注释】

① 时一止：促脉脉律不齐，时时出现歇止。

② 蹶（jué）：摔倒。

③ 趣：此处指快走。

④ 徐疾不常：徐，慢慢地，此处指促脉在搏动中有间歇的情况。疾，急速。不常，不均匀、不规律。

⑤ 阳极：阳热亢盛之极。

⑥ 亡阴：指由于各种原因（如高热、汗、吐、泻、出血等太过，或慢性长期消耗）造成体内阴液严重耗损而欲竭，以身

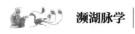

灼烦渴、唇焦面赤、脉数疾、汗出如油为主要表现的危重证候。

⑦ 进：歇止次数增多。

⑧ 退：歇止次数减少。

⑨ 火病：火热内盛而致的病证。

⑩ 五：五类，即气、血、痰、饮、食五类。

⑪ 狂：病证名。多因五志过极化火，或痰火瘀血，闭塞心窍，神机错乱，临床以精神亢奋、狂躁不安、骂詈毁物、动而多怒为特征的一种常见多发的精神病。

⑫ 斑：病证名。表现为色深红或青紫，多点大成片，平铺于皮肤之上，扶之不碍手，压之不褪色。斑有阳斑和阴斑之分，阳斑多因外感温热邪毒，内迫营血所致；阴斑多为脾气虚衰，血失统摄所致。此处指的是阳斑。

⑬ 毒疽：疮面漫肿无头，皮色不变或晦暗，疼痛彻骨，病位较深发于肌肉筋骨之间，多为气血为毒邪所阻滞而致。

【译文】

促脉的脉象脉来急数，时有歇止，随即恢复跳动（《脉经》），就如快步行走之人时而摔倒一样，时快时慢，没有节律（黎氏）。

《脉经》中只说："数而止为促。"《脉诀》却说促脉为出现于寸口，并没有指出促脉出现歇止的情况，这种说法是错误的。实际上，如果脉数而时有歇止为促脉，脉缓而时有歇止为结脉，怎么能说促脉只是出现于寸口脉部呢？

促脉的脉来急数，时有歇止，这是里热炽盛，阴液即将耗竭之象。三焦火旺，阳热内盛，如果脉歇止次数增多则病情加重，预后不好；如果脉歇止次数减少则病情缓解，预后良好。

促脉和代脉相类似脉象的鉴别，参考代脉的相类诗。

促脉常因火热炽盛所致，引起火热炽盛的原因有五类，即气、血、痰、饮、食，需要根据病因和症状仔细推敲。如果脉促并见时时咳嗽，甚至喘逆，痰涎壅盛者，多因宿痰内积而成；促脉还可见由于火热内盛所致的发狂、发斑以及毒疽等病证。

促脉的主病是阳热内盛。促脉和结脉都是由于气、血、痰、饮、食壅滞于体内，阻滞气血，阻遏脉气，因而出现脉有歇止。

【脉理解析】

促脉的脉率较快，时有歇止，且歇止没有规律。促脉脉象特点为脉来数而时一歇止，歇止没有规律。促脉主病为阳热亢盛之极伤阴之证，因热而脉来急数，因阴液耗竭则脉时一歇止。如果歇止次数增多提示热势和阴伤更重，预后不好；如果歇止次数减少提示热势减退，阴液得护，预后良好。

促脉和代脉相类似脉象的鉴别要点，在代脉的相类诗里详细讲解，此处不再赘述。

【主病发微】

促脉主火热炽盛之证。《诊家枢要·脉阴阳类成》言：促脉"阳独盛而阴不能相和也。或怒气逆上，亦令脉促。促为气涌，为狂闷，为瘀血发狂。又为气、为血、为饮、对食、为痰。盖先以气热脉数，五者或有一留滞其间，则因之而为促。"由此可见，火热炽盛有气、血、痰、饮、食五类致病原因，临证之时需要根据症状仔细辨别。文中列举了：如果脉促见咳、喘、痰，则为痰火壅盛而致；如果脉促见发狂，则为五志过极化火或痰火内盛，蒙蔽心神而致；如果脉促见发斑，则为营血分热盛，热灼血络而致；如果脉促见毒疽，则为热毒深陷筋肉筋骨所致。

【临床举隅】

1. 气郁

案例：胸胁满痛，咳喘呕吐，嗳气不食，痰涎壅盛，脉促而沉。

治则治法：清气化痰。

处方用药：气郁汤（香附、苍术、橘红、制半夏、贝母、白茯苓、川芎、紫苏叶、山栀仁、甘草、木香、槟榔）。

2. 脱证

案例：呼吸困难，鼻翼扇动，张口抬肩，烦躁不安，心悸不宁，面色发绀，指甲青紫，四肢逆冷，脉细而促。

治则治法：益气生津，回阳救脱。

处方用药：参附汤合生脉散（人参、附子、麦冬、五味子）。

3. 阳明经热盛

案例：高热，汗出，口大渴，面色潮红，烦躁不安，舌红，苔黄燥，脉细促。

治则治法：清热益气生津。

处方用药：白虎加人参汤（知母、石膏、甘草、粳米、人参）。

二十六、

结（阴）

【原文】

结脉，往来缓，时一止复来①（《脉经》）。

《脉诀》言："或来或去②，聚而却还③，与结无关。"仲景言："累累如循长竿④，曰阴结⑤，蔼蔼⑥如车盖⑦，曰阳结⑧。"《脉经》又有如麻子动摇，旋⑨引旋收，聚散不常者曰结⑩，主死。此三脉名同实异也。

体状诗 结脉缓而时一止，独阴偏盛欲亡阳⑪。浮为气滞沉为积，汗⑫下⑬分明在主张⑭。

相类诗 见代脉。

主病诗 结脉皆因气血凝⑮，老痰结滞苦⑯沉吟⑰。内生积聚⑱外痈⑲肿，疝⑳瘕㉑为殃病属阴。

结主阴盛㉒之病，越人曰："结甚㉓则积甚㉔，结微㉕则气微㉖，浮结外有痛积，伏结内有积聚。"

【注释】

①复来：脉跳歇止后又恢复。

②或来或去：指脉象时动时止。

③聚而却还：脉动时一止，止而复动。

④累累如循长竿：脉动连连不断，像循长竿之节。

⑤阴结：证名。《伤寒·辨脉法》曰："其脉沉而迟，不能食，身体重，大便反硬，名曰阴结也。"

⑥蔼蔼：众多的样子。

中医白话解读本丛书

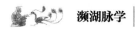

⑦ 车盖：古代车上的篷子，形圆如伞，下有柄。

⑧ 阳结：证名。《伤寒·辨脉法》曰："其脉浮而数，能食，不大便者，此为实，名曰阳结也。"

⑨ 旋：不久。

⑩ 结：此处指结脉。

⑪ 亡阳：体内阳气极度衰微而欲脱，以冷汗淋漓、四肢厥冷、面色苍白、脉微欲绝等为主要表现的危重证候。

⑫ 汗：指"汗法"，八法之一。通过开泄腠理，调和营卫，发汗祛邪，以解除表邪的治法。

⑬ 下：指"下法"，八法之一。运用有泻下、攻逐、润下作用的药物，以通导大便、消除积滞、荡涤实热、攻逐水饮、积聚的治疗方法。

⑭ 主张：辨别。

⑮ 气血凝：气血运行不畅，涩滞不通。

⑯ 苦：因……而痛苦。

⑰ 沉吟：因疾病痛苦而低声呻吟。

⑱ 积聚：病证名。腹内生有包块，或胀或痛的病变。积属有形，结块固定不移，痛有定处，病在血分，是为脏病；聚属无形，包块聚散无常，痛无定处，病在气分，是为腑病。

⑲ 痈：病名，有内痈外痈之分。若发于内脏则为内痈；发于皮肤的化脓性病变，症见患部红、肿、热、痛，此为外痈。

⑳ 疝：病名，此处指寒疝，症见阴囊冷痛肿硬、痛引睾丸、阴茎不举、喜暖畏寒、形寒肢冷等。

㉑ 瘕：病名。聚散无常，痛无定处称为"瘕"。

㉒ 阴盛：阴气过盛，阳气不足。

㉓ 结甚：脉歇止次数越多。

㉔ 积甚：病情严重。

㉕ 结微：脉歇止次数越少。

㉖ 气微：邪气轻浅。

【译文】

结脉的脉象，往来缓慢，脉搏跳动中时有歇止，歇止后立即恢复跳动（《脉经》）。

《脉诀》说：如果出现时动时止，止而复动的脉搏，这并不是结脉。仲景说：如果指下脉动连续不断，像是手摸长竿的枝节，称为阴结；如果指下脉动好似车盖，称为阳结。《脉经》又好像是指下麻子在动摇，时而聚时而收，没有规律可循，称为结脉，多主死证。上述三种脉虽都称为结脉，但却与真正的结脉有所不同。

结脉脉来缓慢，时有歇止，为阴寒内盛之极，阳气将脱之象。结脉兼见浮，多为气机壅滞在表；结脉兼见沉，多为积聚内停于里。兼见浮者，当用汗法；兼见沉者，当用下法，需辨证清楚，随证施治。

结脉和代脉相类似脉象的鉴别，参考代脉的相类诗。

结脉多由气血凝滞所致，顽痰痼疾，阻滞气血运行，不通则痛。结脉因气血凝滞还可见于体内的积聚与肌表的痈肿，以及疝气、癥瘕等属阴的病证。

结脉见于阴寒内盛阳气不足之病证。越人说：结脉歇止次数多，病情严重；结脉歇止次数少，邪气轻浅。结脉兼浮为肌表有疼痛和气机阻滞，结脉兼沉为体内有积聚病证。

【脉理解析】

结脉的脉象往来迟缓，脉搏跳动不连续，时有歇止，且歇止没有规律。结脉脉象脉来缓慢，时有歇止，止无定数。结脉多由阴寒偏盛，脉气凝滞，故脉来缓慢。然在临证之时，仍需分辨表里阴阳。结脉兼见浮，病位在表，需用汗法，驱邪外出；

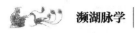

而结脉兼见沉，病位在里，须用下法，涤荡积滞。

结脉和代脉相类似脉象的鉴别要点，在代脉的相类诗里详细讲解。

【主病发微】

结脉多见于阴盛气结，寒痰血瘀。体内顽痰内停、瘀血、食积、寒邪等阴邪内盛，均可以阻滞气血运行，导致脉气不相连续且脉来迟缓。临床上癥、瘕、积、聚等均可能见有结脉。

【临床举隅】

1. 血虚虚劳

案例：面色萎黄，食少倦怠，神怯气短，健忘少神，脉结无力。

治则治法：补血宁心安神。

处方用药：炙甘草汤（炙甘草、生姜、桂枝、人参、生地黄、阿胶、麦冬、麻仁、大枣）。

2. 肝积聚

案例：面青胁痛，牵引少腹，足寒转筋，病程久，脉沉弦而结。

治则治法：疏肝理气，散结消积。

处方用药：木香顺气散（木香、香附、槟榔、青皮、陈皮、枳壳、砂仁、厚朴、苍术、炙甘草）。

3. 虚寒疝气

案例：胁痛里急，腹中痛以小腹为甚，脉沉结。

治则治法：温经散寒止痛。

处方用药：暖肝煎（当归、枸杞子、小茴香、肉桂、乌药、沉香、茯苓）。

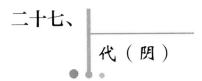

二十七、代（阴）

【原文】

代脉，动而中止①，不能自还②，因而复动③（仲景）。脉至还入尺④，良久方来（吴氏）。

脉一息五至，肺、心、脾、肝、肾五脏之气皆足。五十动而（不）一息，合大衍之数⑤，谓之平脉。反此则止乃见焉。肾气不能至⑥，则四十动一止；肝气不能至，则三十动一止。盖一脏之气衰，而他脏之气代至也。经曰："代则气衰。"滑伯仁曰："若无病羸瘦脉代者，危脉也。有病而气血乍损，气不能续者，只为病脉。伤寒心悸脉代者，复脉汤主之。妊娠脉代者，其胎百日，代之生死不可不辨。"

体状诗 动而中止不能还⑦，复动⑧因而作代看。病者得之犹可疗，平人却与寿⑨相关。

相类诗 数而时止名为促，缓止⑩须将结脉呼。止不能回⑪方是代，结生⑫代死⑬自殊涂⑭。

促、结之止无常数，或二动、三动，一止即来。代脉之止有常数，必依数而止，还入尺中，良久方来也。

主病诗 代脉原因脏气衰，腹痛泄痢下元⑮亏。或为吐泻中宫⑯病，女子怀胎三月兮。

《脉经》曰："代散⑰者死，主泄及便脓血。"

五十不止⑱身无病，数内有止⑲皆知定。四十一止一脏绝⑳，四年之后多亡命。三十一止即三年，二十一止二年应。

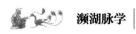

十动一止一年殂^㉑，更观气色兼形证。两动一止三四日，三四动止应六七。五六一止七八期，次第推之自无失。

戴同父曰：脉^㉒必满五十动，出自《难经》，而《脉诀》五脏歌，皆以四十五动为准，乖于经旨。柳东阳曰："古以动数候脉，是吃紧语，须候五十动，乃知五脏缺失。今人指到腕臂，即云见了。夫五十动，岂弹指间事耶！"故学人当诊脉、问证、听声、观色，斯备四诊而无失。

【注释】

① 中止：歇止、停止。

② 不能自还：脉搏跳动歇止，期间不能及时恢复跳动。

③ 复动：脉搏歇止后又重新恢复跳动。

④ 还入尺：代脉的歇止，犹如脉气返回入尺部。

⑤ 大衍之数：指的是用大数以演卦，出自《易经·系辞上传》。

⑥ 不能至：虚弱、衰败。

⑦ 不能还：脉来有歇止，不能很快恢复。

⑧ 复动：脉来有歇止，良久重新恢复跳动。

⑨ 寿：指寿命，无病脉代为早夭的征兆。

⑩ 缓止：脉来缓而时一止。

⑪ 止不能回：歇止时间较长方能恢复。

⑫ 生：预后良。

⑬ 死：预后差。

⑭ 涂：通"途"，道路。

⑮ 下元：丹田。

⑯ 中宫：脾胃。

⑰ 散：散脉，表现为浮大无根，至数不清，稍用力则切不到脉跳。

⑱ 五十不止：脉跳动五十次而无歇止。

⑲ 数内有止：有规律性的歇止。

⑳ 脏绝：脏气将绝。

㉑ 殂（cú）：通"卒"，指死亡。

㉒ 脉：指的是诊脉。

【译文】

代脉的脉象，搏动中忽然有歇止，不能及时恢复跳动，歇止较长时间后，才开始恢复搏动（仲景）。代脉脉来歇止的状态就好像脉气返回进入尺部，停留一段时间后方才回来（吴氏）。

脉搏在一呼一吸之间出现五至，表示肺、心、脾、肝、肾五脏之气充足。脉象连续搏动五十次而无歇止，符合大衍之数，为平脉。否则，脉象出现歇止，表示脏气虚损。肾气虚，则脉动四十而歇止一次；肝气虚，则脉动三十而歇止一次。如果某一个脏气虚衰，脉动歇止，之后其他脏气取而代之时，脉搏又恢复正常。《黄帝内经》说：代脉主脏气虚衰。滑伯仁说：如果羸瘦无病之人而见代脉者，为脉证不符，为危脉。如果因病而气血受损，导致脉气不能续接而见代脉者，则为病脉。如果伤寒见心悸脉代者，可用复脉汤治疗。妊娠百日也可见到代脉。代脉可主预后的好坏，需要仔细分辨。

脉象在搏动中时有歇止，而不能立即恢复，稍久又恢复搏动的，称为代脉。在患病的时候出现代脉，并不一定严重，尚可以治疗。无病者出现代脉，则与其寿命相关。

脉率快且时有歇止的为促脉；脉率慢且时有歇止为结脉；搏动时有歇止，良久方能恢复的为代脉。结脉和代脉的病情明显不同，结脉预后良好，代脉预后较差。

促脉和结脉的歇止没有规律，有的两动一止，有的是三动一止，歇止的时间较短，但立即就能恢复脉动。代脉的歇止有一定的规律，歇止按照一定频率出现，但歇止时间较长，好像脉气返回尺部，歇止后，脉搏方恢复跳动。

代脉的病因是由于脏气虚衰，当腹痛、痢疾等下元亏虚之病，或是呕吐、泄泻等中焦脾胃病，以及女子妊娠三月。

《脉经》说：同时出现代脉且兼有散脉者，表示为预后不良的危重之证，可主久泄以及大便脓血。

代脉可根据脉搏跳动出现歇止的次数来判断病情。脉搏跳动五十次而歇止者，为无病；脉搏跳动四十次而歇止者，为某一脏虚衰，四年后大多死亡；脉搏跳动三十次而歇止者，三年后大多死亡；脉搏跳动二十次而歇止者，两年后大多死亡；脉搏跳动十次而歇止者，一年后大多死亡。但这种预测需要结合患者的整体诊察来判断。脉搏跳动两次而歇止一次者，三四天会死亡；脉搏跳动三次而歇止一次者，六七天会死亡；脉搏跳动五六次而歇止一次者，七八天会死亡，依次推断则不会有误。

戴同父说：脉搏跳动必须有五十次。这句话出自《难经》，而《脉诀》中的五脏歌，都是以脉动四十五次为标准，此与《难经》所说的脉动五十次不同。柳东阳说：古人以脉动次数来判断脉象，是为了强调切脉时应慎重，必须候到脉动达五十次，才能了解脏气受损情况。如今的一些医生切脉时手指刚触到腕臂，随即就了解了脉象。需知脉搏跳动五十次，绝不是弹指之间的事情。因此，医生应该切脉、问诊、闻诊、望诊四诊综合运用，才能防止诊病失误。

【脉理解析】

代脉的脉象表现为搏动中有歇止，歇止有一定规律，且歇止的时间较长。代脉的脉象特点是脉来时止，止有定数，良久方来。久病患者脏气衰微，气血亏损，见代脉为脉证相符，仍可救治。然而，有些人自觉无病而见代脉多属脏衰，常为危重病的先兆，需要特别注意提防。

此段讲述了促、结、代三个脉象的鉴别要点。三个脉象的相同之处为节律均不整齐，都有脉来歇止的特点。不同之处：促脉的脉率较快，结脉的脉率较慢，此二者的歇止时间较短，歇止没有规律可循，歇止后短时间内可恢复；而代脉歇止时间较长，歇止后良久才能恢复，歇止有一定的规律。促脉和结脉主邪盛为主，预后尚可；而代脉为脏气衰微主正虚为主，预后不好。

【主病发微】

代脉的临床意义主脏气衰微，气血亏损，元气不足。临床上的腹痛、痢疾等下元亏虚之病，或呕吐、泄泻等中焦脾胃虚弱均可见到代脉。文中根据代脉歇止的至数来预测死期。后世医家对此多持异议，如《伤寒论·序》中："动数发息，不满五十。短期未知决诊，九候曾无仿佛；明堂阙庭，尽不见察，所谓窥管而已。夫欲视死别生，实为难矣！"文中也提到了，这种预测需要结合患者的整体诊察来判断，不能仅凭一脉象做定论。

【临床举隅】

1. 阴虚心神不宁

案例：心悸不宁，精神紧张，失眠多梦，手足心热，舌红少苔，脉细数而代。

治则治法：滋阴降火，养心安神。

处方用药：酸枣仁汤（酸枣仁、甘草、知母、茯苓、川芎）。

2. 血虚气少心脉不足

案例：心悸怔忡，头目眩晕，面色少华，夜寐不宁，脉数而代。

治则治法：益气滋阴，补血复脉。

处方用药：炙甘草汤（甘草、生姜、桂枝、人参、生地黄、阿胶、麦冬、麻仁、大枣）。

3. 心肾不交失眠

案例：虚烦不眠，五心烦热，焦躁不安，脉代无力。

治则治法：交通心肾，安神。

处方用药：交泰丸（黄连、肉桂）。

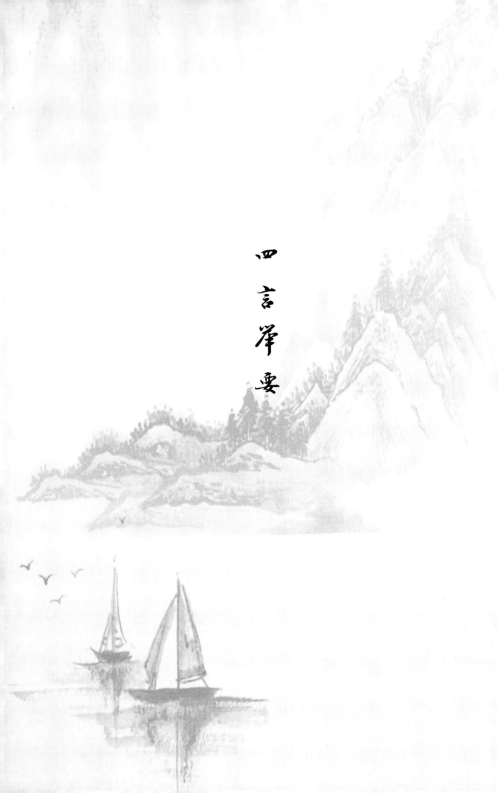

四言拳要

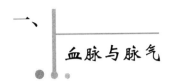

一、
血脉与脉气

【原文】

脉乃血脉^①，气血之先。血之隧道^②，气息应焉。其象法地，血之府也。心之合^③也，皮之部也。

资始于肾，资生于胃^④。阳中之阴^⑤，本乎营卫^⑥。营者阴血，卫者阳气。营行脉中，卫行脉外。

脉不自行，随气而至。气动脉应，阴阳之义^⑦。气如橐籥^⑧，血如波澜。血脉气息，上下循环。

十二经中，皆有动脉^⑨。惟手太阴，寸口^⑩取决。此经属肺，上系吭嗌^⑪。脉之大会^⑫，息之出入。

一呼一吸，四至为则^⑬。日夜一万，三千五百。一呼一吸，脉行六寸。日夜八百，十丈为准。

【注释】

①脉：原作"派"，坊刻本作"脉"，今从之。

②隧道：在山中或地下凿成的通路。此处指脉管为血液运行之通路。

③合：配合，连通。《素问·五脏生成论》曰："心之合，脉也。"

④资生于胃：脾胃为后天之本，由其化生的水谷精微可不断滋养脉气。

⑤阳中之阴：气属阳，脉属阴。脉气在脉内运行，故脉气属阳中之阴。

⑥营卫：营为营气，由水谷精气化生，行于脉中，具有化生血液和鼓动气血之功。卫为卫气，由水谷之悍气化生，行于脉外，具有调控、温煦血脉之功。

⑦阴阳之义：气为阳，血为阴，脉气行血，为阴阳互根互用的体现。

⑧橐籥：古代的一种鼓风吹火用的器具。橐，音"陀"，鼓风器。籥，音"药"，送风的管子。

⑨动脉：指可触及的脉搏搏动的部位。

⑩寸口：两手前臂桡动脉搏动处，又称"气口"或"脉口"。

⑪吭嗌：喉咙。吭音"航"，嗌音"意"。

⑫大会：诸脉汇聚之意。

⑬则：规范、准则。明代万历三十一年（1603）百瞻楼版本作"息"。

【译文】

脉，即为血脉，是全身气血运行的先决条件，是气血运行的通道，且与呼吸相应。经脉在人体脏腑、筋肉、四肢百骸的分布就如同地面存在的大小河流一样纵横交错，相互沟通。脉就是容纳血液的场所。脉在内与心脏相连通，在外面遍布于皮肤、肌肉之间。

脉气根源于先天之肾气，充养于后天之脾胃。它属于阳中之阴，其功能的实现需要靠行于脉中的营气和行于脉外的卫气相互配合。

血脉自身不能单独运行血液，要随着脉气才能使血行脉中生生不息。脉气的运动可以从脉象上反应出来，气为阳，血为阴，脉气行血，正是阴阳作用的体现。脉气的运动就像风箱鼓动吹火一样，必须依靠脉中气的推动，血液才会有波澜，气血往复运行于全身脉中而循环不息。

全身十二正经中，每条经脉在体表所过部位都有可触及的脉搏搏动的地方，但只有手太阴行于寸口的部位，可以作为诊断疾病的依据。此经属于肺脏，向上联系咽喉，是各条经脉汇聚之所，与呼吸之气的出入有密切联系。

一呼一吸称为一息，脉搏搏动四次。在一昼夜之内，呼吸有一万三千五百次，在一呼一吸的时间里，脉中血液向前推进六寸，一昼夜中，血液前进八百一十丈的距离，这是一般的衡量标准。

【解析】

该部分内容主要论述血脉与脉气。包括脉的含义、生理及其与呼吸、心脏的关系；脉气的生成及功能；"寸口"诊脉的意义及呼吸和血行的关系。

脉不同于经络。中医学先有"脉"的概念，明确认识到脉就是运行血液的通道。如《素问·脉要精微论》所言："夫脉者，血之府也。"而"经络"是秦汉时期诸家为了解释人体的感传现象才确立的术语。所以，经络和血脉不完全是一回事，二者起源不同，描述的对象也不完全相同。《汉书·艺文志》曰："医经者，原人血脉、经落（络）……以起百病之本。"它将"血脉"与"经络"分别而列，即是明证。由于初起尚无经络概念，人们也无法细辨，于是便用"脉"字来概括循经感传通路。又由于有些经脉（如肺经）部分与血脉（桡动脉）平行，脉搏比循经感传现象更显而易见，所以后世"经络"与"脉"混用现象层出不穷。如人们常说的"经脉""络脉"等。这也造成了今人学习理解的混淆和困难。故《四言举要》开篇就指出了"脉乃血脉"，是很有见地的。脉管具有约束、控制和推进血液在脉中运行的作用。《灵枢·决气》曰："壅遏营气，令无所避。"脉网络全身，纵横交错，互相沟通，遍布全身，内连脏腑、骨髓、外应皮肤、肌肉、四肢，从而形成了整个的血液循环。

有关诊脉部位，《黄帝内经》有"三部九候"遍诊法。遍诊法是将人身分为"上部头""中部手""下部足"三大部分。在每部又分为"天""地""人"三个主要诊候疾病的"动脉"，合称"三部九候"。本文"十二经中，皆有动脉"，就是指的这种诊脉法。详见《素问·三部九候论》。该处所说三部九候与今说寸口诊法之寸、关、尺三部，每部又有浮取、中取、沉取三候，亦称三部九候，名同而实异，应注意区别。《伤寒杂病论》有"三部相参法"。三部，即人迎（颈动脉搏处）以候胃气，寸口（桡动脉搏处）以候十二经，跌阳（足背动脉搏处）以候胃气，或加足少阴（太溪穴）以候肾气。

《难经》有"独取寸脉"诊脉法，即本文所说的"惟手太阴，寸口取决"。该法问世以来，一直沿用至今，为中医临床切脉所普遍应用。"遍诊法""三部诊法"则较少应用了。"寸口"即两手前臂桡动脉搏动处，为肺经所过。"寸"是说此部位全长一寸九分（同身寸），"口"是出、入、往、来之意。为何独取寸口？究其原因，一是寸口为脉之大会，手太阴肺经所在，肺主气，朝百脉，人体之脉皆会聚于寸口。《难经·一难》就阐述了这个问题，曰："十二经皆有动脉，独取寸口以决五脏六腑死生之法，何谓也？然寸口者，脉之大会，手太阴之脉动也。"故脏腑气血盛衰，周身血脉之变化，皆可由此反映出来。二是肺、脾两脏皆属太阴，手太阴肺经起于中焦，中焦脾胃为后天之本，脏腑精气化生之源。脾胃受纳、运化功能的强弱，决定着脏腑精气血脉的盛衰，所以"独取寸口"，可定生化之源的变化和脏腑的影响。正如《素问·五脏别论》所论："气口何以独为五脏主？曰：胃者，水谷之海，六腑之大源也，五味入口藏于胃，以养五脏气。气口亦太阴也，是以五脏六腑之气味，皆出于胃，变见于气口。"就是这个道理。三是桡动脉自身的优势。其脉位较浅，搏动明显，便于诊候，简便易行，并在长期医疗实践中积累了丰富的经验，经历代医学的验证和整理提高，成为有系统的理论，禁得起实践的考验。另外，随着"男女授受不亲"封建礼教的日益森严，为"遍诊法"及"三部诊法"的实施带来了极大阻力。另据考察，中国妇女缠足之风盛于魏晋六朝。此时为女性患者诊病使用"遍诊法"或"三部诊法"已是极为不便或不可能了。鉴于"独取寸口"，简便易行，无伤"大雅""风化"等诸多优势，该诊法在此时首先应用于女人诊病，显示出该诊法的优越性之后，又广泛用于男人，故而逐渐推广沿用。似乎这也是晋代王叔和《脉经》所倡导"独取寸口"的一个社会因素。

脉诊的沿革概况是一个由繁到简的过程。虽今以"独取寸口"为主，但其他两种脉法仍有其存在与应用的价值，故不应废弃不用。现今西医命名的"多发性动脉炎"，表现为两侧的脉象、血压都不一样，许多部位的动脉搏动都不相同。因此，在诊候时广泛地触按如颈动脉、腋动脉、腹主动脉、腹股沟动脉、腘动脉等，是十分必要的，这便是"遍诊法"仍有当存当用的一个实例。"三部诊法"中的"趺阳、太溪预决死生"之论，对于判断危重患者预后仍有重要参考价值。若趺阳脉微绝则提示后天之本气绝而病危预后不良；若太溪脉微欲绝，则提示先天之本气绝而患病预后不良。

脉搏之所以能够搏动不休，主要是由于"脉气"的存在。"脉气"，可以理解为经脉本身的一种机能。这种机能不仅要获得先天肾气和后天胃气的不断供给而存在，还要依赖于营卫二气互相结合。从"脉气"的性质来讲，它属于"阳中之阴气"。

中医白话解读本丛书

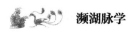

营气与卫气皆源于脾胃，营气具有化生阴血、营养全身之功，运行于脉中；卫气具有保卫体表、温煦血脉之效，运行于脉外。如此内、外、阴、阳相互作用，就维持了"脉气"的正常活动。

脉气有经脉之气和血脉之气的区别，在本文中指血脉之气，有约束、控制和推动血液在脉中运行，而不溢于脉外，并产生有节律的运动，促进血液在周身循环。脉气的产生与肾中精气、脾胃运化的水谷精气以及肺吸入的清气密切相关，由于位置、功能不同而分别组成元气、宗气、营气和卫气。宗气之"贯心脉"助心行血；营气行脉中之化生血液、营运血液；卫气行于脉外与营气阴阳相随对脉道、血液都起着温煦、调控的作用。但从本质上看，人体内本为一气，贯通于全身。脉气的作用一是鼓动、约束和温煦血脉，产生有节律的运动，以促进血液在脉中定向循环不已。二是温煦、推动、固摄血液，使血液在脉中运行而不溢于脉外。由于气的组成成分的差异，分布部位不同，表现出的作用亦有所区别，而有许多不同名目的气，脉气就是其中之一。实质上，人身内只有一气贯通全身，那就是元气或称真气。因此，不能孤立地认识人体内诸多不同名目的气，应从其相互关联，从根本上去认识它们。

本文中呼吸与脉率的关系与现代统计颇有出入。正常人一昼夜的呼吸数为二万四千至二万六千息。呼吸与血行在生理上相辅相成，在病理上相互影响，两者关系密切，已为古今医家所共识。肺主气，司呼吸，朝百脉；心主血脉，这便建立了呼吸与血行的关系。从脉诊的角度探讨呼吸与血行的关系，主要体现在用一个呼吸间歇（一息）作为时间单位来测知血脉搏动的次数，从而从单位时间（一息）内脉搏动次数来判断病情。《素问·平人气象论》一开章就论述了这个问题。其原文曰："人一呼，脉再动；一吸，脉亦再动。呼吸定息脉五动，闰以太息

144

命曰平人。平人者，不病也。当以不病调病人，医不病，故为病人平息，以调之为法。"其一，确立了"一呼，脉再动（两次）；一吸，脉亦再动（两次）"，即为正常值，每息四至，本文所说的"四至为息"就是这个意思。《黄帝内经》曰："闰以太息命曰平人。"提出每息五至亦为正常值。现今认为，每息四五至属于正常现象。其二，强调了医者在诊脉时要为患者"平息"，即在诊脉时医生必须调整自己的呼吸，使之均匀平稳，从而才能准确测知一息之间脉来的至数多少。这也就是后世所说的"调息"。而今，手表或秒表能准确计算出单位时间脉搏次数，医者还要不要"调息"或"平息"呢？回答是肯定的，因为在"调息"过程中，还能使医者"审容止，专虑念"，集中精力，有利于实施寸口脉诊法，以测知病情的详情。

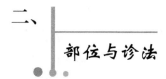

二、部位与诊法

【原文】

初持脉^①时，令仰其掌。掌后高骨^②，是谓关上^③。关前为阳^④，关后为阴^⑤。阳寸阴尺，先后推寻。心肝居左，肺脾居右。肾与命门，居两尺部。魂魄谷神^⑥，皆见寸口。左主司官^⑦，右主司府^⑧。左大顺男，右大顺女。本命扶命，男左女右。关前一分，人命之主。左为人迎，右为气口^⑨。神门^⑩决断，两在关后。人无二脉，病死不愈。男女脉同，惟尺则异。阳弱阴盛，反此病至。

脉有七诊，曰浮中沉。上下左右，消息^⑪求寻。又有九候，举按轻重。三部浮沉，各候五动。寸候胸上，关候膈下。尺候于脐，下至跟踝^⑫。左脉候左，右脉候右。病随所在，不病者否。

【注释】

① 持脉：切脉、诊脉。

② 掌后高骨：前臂内侧腕后的桡骨茎突。

③ 关上：寸、关、尺三部中的关部，亦称关脉。

④ 阳：寸脉。

⑤ 阴：尺脉。

⑥ 魂魄谷神：肝藏魂，肺藏魄，心藏神，脾主五谷。魂魄谷神概括人体脏腑的生理功能和病理表现。

⑦ 司官：司，主管。官，指脏。司官即主司候脏。另有说

主司候气，可参。

⑧ 司府：府，通"腑"。司府即主司六腑。另有说主司候血，可参。

⑨ 左为人迎，右为气口：王叔和《脉经》认为左手寸部叫"人迎"，候外感表证；右手寸部叫"气口"，候内伤里证。可参。

⑩ 神门：《脉经》两尺部为"神门"，非手少阴经之神门穴。

⑪ 消息：本为"增减"之意，此处作体察解释。

⑫ 跟踝：指内踝、外踝。

【译文】

切脉之时，要患者手腕伸直，掌心向上。掌后高骨内侧搏动处，为关脉。关前为阳部，即寸脉；关后为阴部，即尺部。先把中指指端准确布在"关部"，后依次将食指、无名指布在寸、尺的部位，便可以仔细体会脉象的变化了。寸关尺分候脏腑。左手寸部候心，关部候肝；右手寸部候肺，关部候脾；左尺候肾，右尺候命门，因此五脏的生理功能都表现在寸口脉上。左手脉多诊察五脏疾病，右手脉多诊六腑疾病。一般而言，男性的左脉比右脉大，女性的右脉比左脉大。人体先天和后天精气的盛衰，也可主要从男性左手脉和女性右手脉切得。关前为寸，候心肺之病，性命所系。左手寸部叫"人迎"，候外感表证；右手寸部叫"气口"，候内伤里证。尺脉在关部之后，若两尺无脉，则病情危重。男性与女性脉象基本相同，但男性尺部脉较弱，女性尺部较盛。若与此相反，即是有病的表现。

寸口脉中所谓"七诊"，即为浮、中、沉取，单取上部寸脉，单取下部尺脉，候左手寸口脉，候右手寸口脉七种诊法。用这七种诊法仔细体察疾病，可测知疾病轻重。"九候"法即根据手法轻重，在寸、关、尺三部用浮、中、沉三种手法来诊察

中医白话解读本丛书

脉象，每候至少等待脉搏跳动 5 次。寸脉可以用来诊胸中心肺之病，关部脉可以诊膈下肝脾之病，尺部脉可以诊脐下至足跟之病。左手脉诊左边病，右手脉诊右边病，哪一边脉象有异常，说明相应一边有病变，反之亦然。

【解析】

本段主要是讲寸口脉分寸、关、尺三部，并有其不同的阴阳属性及分主脏腑。男女脉象差异，"七诊"与"九候"两种诊脉方法。

人迎含义有三：一为"遍诊法"中之"人迎脉"，即结喉两侧颈总动脉搏动处。二为左手寸口脉的别称，语出《脉经》："左为人迎，右为气口。"三为人迎穴，别名"天五会"。故原书"左为人迎"，实则《脉经》之说。《脉经》还认为，"人迎"主要候外感病，"气口"主要候内伤病。"人迎"脉盛于"气口"脉，提示以外感病为主；相反，则以内伤病为主。

诊脉时既要运用"七诊"上下相互比较，左右相互对照；又要运用"九候"，用轻、中、重不同的手法在寸、关、尺三个部位来体察每候脉象，有"三三得九"之意。

寸关尺三部可以分候上中下三焦，同时左手三部观察左半身病变，右手三部观察右半身病变。如左胁疼痛，左关脉便见弦或紧，此即"病随所在"；右胁正常，右关脉就没有不正常的变化，此为"不病者否"。

但有少数人在"寸口"部位摸不到脉的搏动，却在手臂外侧，即"寸口"的上方，可以摸到脉的搏动，这叫作"反关脉"。有的人一只手"反关"，有的双手"反关"，一般属于生理现象。

在临证实践中怎样体认脉象呢？以下几点可供参考：

1. 从脉位浅深体认脉象：轻取可得者，脉位较浅；重按始得者，脉位较深。这便初步鉴别出浮脉与沉脉，也初步辨别了证候的表与里。

2. 从脉力强弱体认脉象：指头下感觉脉搏动有力或无力。这便初步鉴别出是实脉还是虚脉。虚脉是无力的脉，提示正气不足为主，其证候性质亦以虚证为主。实脉则是指有力的脉，提示以邪气亢盛为主，其证候性质以实证为主。

3. 从脉来速率快慢体认脉象：一息脉动四至五至为正常至数。若速率较快，超过这个值，便为数脉，多提示热证。若效率较慢，低于正常值，便是迟脉，多提示寒证。

4. 从脉动波幅大小体认脉象：脉动波幅小的，脉道较窄，多为细脉、濡脉、弱脉或微脉，大多提示正气不足。脉动波幅大的，脉道较宽，如洪脉，大多提示邪热有余。

5. 从脉搏的流利度体认脉象：脉搏往来流利如"小鱼游动"的多为滑脉，大多提示气血流畅，或有痰热，亦可提示妇人初妊。脉搏往来不利如"轻刀刮竹"的，多属涩脉，大多提示气滞血瘀或伤精血少。

6. 从脉搏节律齐否体认脉象：正常脉象的节律是整齐划一而有节奏的。凡节律不齐的则为病脉，主要有"数，时一止，止无定数"的促脉，"迟，时一止，止无定数"的结脉，"缓，时一止，止有定数"的代脉三种，皆多见于心脏本身的病变，亦可提示其他病证。

7. 从脉搏的形象体认脉象：如脉象"端直以长，如按琴弦"的弦脉；"如牵绳转索"的紧脉等。

学习者应先熟记各脉象的特征及其主病，然后再临证上自觉而有目的地从以上七个方面体认脉象，就会逐渐达到"指下分明"的境界，从而"以脉测证"，以正确诊断疾病。

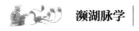

【临床举隅】

1. 脱证

案例：患者，女，67岁。患心肌梗死并心源性休克，心电图示后侧壁广泛心肌梗死，经西医全力抢救3日，血压仍在20～40/0～20mmHg之间，因静脉给药困难，抢救难以继续，仅间断肌注中枢兴奋剂。中医会诊：病者喘促，气难接续，倚背端坐，张口抬肩，大汗淋漓，头面如洗，面赤如妆，浮艳无根，阳脉大而尺欲绝，舌光绛无苔且干敛。此乃阴竭于下，阳越于上。

治则治法：滋肝补虚，敛汗救脱。

处方用药：山茱萸45g，去净核，浓煎频服。下午3点开始进药，当日晚9点，血压升至90/40mmHg，喘势见敛。连续两日，共进山茱萸150g，阳脉见敛，尺脉略复，喘促大减，血压110/70mmHg。后用养阴佐以化瘀之品，调理月余，病情平稳。

2. 关格

案例：患者，男，58岁。风心病合并心衰、肾衰，胸水、腹水，呼吸困难，喘不能卧；心中怔忡，慌乱不支；饮食不下，食则吐；腹大如鼓，阴囊肿如拳，下肢肿甚，无尿。每日注射呋塞米二支，尿量不足30mL。神识朦胧，面色黧黑而颧红。阳脉虚大不整，尺脉微细欲绝。舌光绛如镜面。此乃阴竭阳浮越。

治则治法：滋补肝肾，收敛浮阳。

处方用药：山茱萸40g，浓煎频服。次日尿量达300mL，逐日增加；5日后尿量1200mL；一周后复诊尿量达1600mL，肿遂渐消，诸症渐平。舌已布少许苔，阳脉已敛，尺脉渐复。

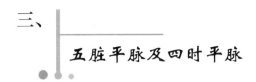

三、

五脏平脉及四时平脉

【原文】

浮为心肺，沉为肾肝。脾胃中州①，浮沉之间。心脉之浮，浮大而散②。肺脉之浮，浮涩而短。肝脉之沉，沉而弦长。肾脉之沉，沉实而濡。脾胃属土，脉宜和缓。命③为相火④，左寸同断⑤。

春弦夏洪，秋毛⑥冬石⑦。四季和缓，是谓平脉。太过实强，病生于外。不及虚微，病生于内。春得秋脉⑧，死在金日⑨。五脏准此，推之不失。四时百病，胃气⑩为本。脉贵有神⑪，不可不审。

【注释】

① 中州：指膈以下、脐以上之处，即中焦。

② 散：指脉体阔大软散，非散脉。

③ 命：命门。

④ 相火：与"君火"相对，寄于肝、胆、肾、三焦，而其根源则在命门。君火与相火相互配合，以温养脏腑，推动人体的功能活动。

⑤ 同断：皆可诊断。

⑥ 毛：浮而轻虚。

⑦ 石：沉而有力。

⑧ 秋脉：秋季相应之脉，即浮脉。

⑨ 金日：庚辛日。

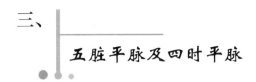

中医白话解读本丛书

⑩ 胃气：本指脾胃功能，该处是指脾胃功能在脉象的反映。

⑪ 神：中医的"神"有广义和狭义之分。广义的神泛指生命活动及其外在表现。狭义的神是指人的精神思维意识活动，即心神。该处是指神在脉象上的反映，亦即脉象的神气。

【译文】

浮取可观察心肺，沉取可观察肝肾，浮沉之间可观察中焦脾胃。心脉之浮，浮中显得大而散；肺脉之浮，浮中显得短而涩；肝脉之沉，沉中兼见弦而长；肾脉之沉，沉中兼有实和濡。脾胃在五行中属土，脉象以和缓为宜。命门相火盛衰，也可从左寸判断。

正常的脉象，在春季较弦，在夏季较洪大，在秋季较浮浅，在冬季较沉实。四季脉象虽然稍有不同，但只要从容和缓有力，即为平脉。若脉象搏指的力量明显超过正常，则病位在表，多见于外感病。若脉象搏指的力量明显弱于正常，则病位在里，多为脏气受损所致。患者在春季里本应该是弦脉，而出现了秋季相应的浮脉，说明金克木，若更逢金日，肝木受克太过，则病情危重。五脏病之轻重皆可依次而推。四季之中，不管患何种病，有胃气、有神气便是疾病向愈的根本，一定要体察清楚。

【解析】

此部分讲五脏平脉及四时平脉（正常脉象）的不同表现。

五脏的正常脉象，都可以通过浮、中、沉三候来观察。浮取观察心肺，沉取观察肝肾，浮沉之间观察中焦脾胃，这些都是从总体上来讲的，仔细分析，还各有不同。心脉的浮，浮中显得大而散，指尖稍微着力，便觉得脉体粗大；再稍着力，便觉得脉体软散。肺脉的浮，浮中显得涩而短，指尖稍微着力，便觉脉象搏动带有滞涩之感；再稍着力，更觉得脉象有种短促的感觉。肝脉在沉中出现，不仅脉形显得较长，还具有张力较大的弦象。肾脉也在沉中出现，但有壮实兼软滑的感觉。脾胃之脉象，总以不快不慢，和缓为上。命门之脉本应候于尺部，但命门相火之盛衰与心之君火关系密切，故从左寸心火变化也可测知命门相火。

按通行的"寸口脉的脏腑分属"，命门相火，当从各尺部测知。为什么此处而言"左寸同断"呢？左寸属心。心为"阳中之阳"，属火，主一身之阳气，亦即"君"也，为全身诸阳之本。君火下降以温充肾阳（命火），即使肾水不寒，亦使相火不衰不亢，肾阴上济心阴制约心火，而使之守位不亢，遂成心肾阴阳水火相济之局，即"水火既济"。因此，命门相火之盛衰实与心之君火盛衰密切相关。故从左寸心火变化便可测知命门相火的变化。

一年四季的气候变化对于人体及其脉象有一定的影响。春季阳气渐次上升，脉搏相应张力较强而见弦脉；夏季气候炎热，脉搏相应来去充沛而见洪脉；秋季阳气逐渐衰退，脉搏相应轻虚浮软而见毛；冬季气候严寒，脉搏相应沉潜有力而见石。在一年四季里脉象只要有一种和缓的脉气，即为有胃气，就说明身体健康；另外脉贵有神，即柔和有力，也是精气盛满，正气充沛的表现。不管患何种疾病，只要有胃气、有神气，说明身体正气还存在。若脉来无神、无胃气，说明正气已极度衰竭。

胃为"水谷之海""后天之本"，是人体气血生化之源，人之死生取决于胃气之有无。胃之强弱，亦与胃气盛衰密切相关，故该脉亦以胃气为本。胃气在脉象的反映是：正常人的脉象不浮不沉，不快不慢，从容和缓，节律整齐，就是有胃气。若是病脉，不论浮沉迟数等何种脉象，只要有和缓之象，便是有胃气之脉，病情重亦易治易愈，预后良好。不独诊脉要诊察胃气，望舌时亦要观察胃气之存亡。切脉验舌要诊察胃气之有无，以

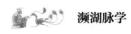

判断病情轻重预后，治疗疾病时要注意"保胃气"。所以，诊治疾病要以胃气为本。《脾胃论》则强调："人以胃气为本。"

"春得秋脉，死在金日"之句，是将天干对应五行，再用五行生克来推算病情轻重之法。甲、乙、丙、丁、戊、己、庚、辛、壬、癸被称为"十天干"，对应五行木、火、土、金、水。其中甲乙应木，丙丁应火，以此类推。春季脉应弦，反见秋之浮脉，为金旺乘木之象。若至金气当盛之金日，则乘木更甚，故病情加重。

脉贵有神。《灵枢·本神》曰："两精相搏谓之神。"《灵枢·平人绝谷》曰："故神者，水谷之精气也。"说明先后天的精气是神的物质基础。凡神气充旺，反映脏腑精气充足而功能协调；若神气涣散，说明脏腑精气将竭而功能衰败。如《素问·移精变气论》曰："得神者昌，失神者死。"神的重要性由此可知。《灵枢·本神》曰："心藏脉，脉舍神。"《素问·痿论》曰："心主身之血脉。"《素问·脉要精微论》曰："脉者，血之府也。"《素问·灵兰秘典论》曰："心者，君主之官，神明出焉。"《灵枢·营卫生会》曰："血者，神气也。"以上所引可以看出：心、血、脉、神密切相关。心主血脉而藏神，脉为行血之道、舍神之处，血气充盈，脉道通利，心神便健旺，脉象自然有神。神在脉象上的反映特征是脉来柔和有力，即使病中而现微弱之脉，但微弱之中不至于完全无力；若见弦实之脉，弦实之中仍带柔和之象，皆是有神之脉，虽病重而预后良好。脉神之盛衰，对于判断疾病的轻重预后有重要的意义。《灵枢·天年》曰："得神者生，失神者死。"亦含此意也。故曰："脉贵有神。"

四、辨脉提纲

【原文】

调停①自气②，呼吸定息③。四至五至，平和之则。三至为迟，迟则为冷。六至为数，数即热证。转迟转冷，转数转热。

迟数既明，浮沉当别。浮沉迟数，辨内外因。外因于天④，内因于人⑤。天有阴阳，风雨晦明⑥。人喜怒忧，思悲恐惊。外因之浮，则为表证。沉里迟阴，数则阳盛。内因之浮，虚风⑦所为。沉气迟冷，数热何疑。浮数表热，沉数里热。浮迟表虚，沉迟冷结。表里阴阳，风气冷热。辨内外因，脉证参别。

脉理浩繁，总括于四。既得提纲，引申触类。

【注释】

① 调停：调整、调匀。

② 自气：医者的呼吸。

③ 定息：指一息结束下一息为起之时。

④ 天：指自然界。

⑤ 人：指体内各种致病因素，如七情内伤、气血不调等。

⑥ 晦明：原作为"晦冥"。《左传》曰："天有六气，曰阴阳风雨晦明也，过则为灾。"晦，是黑夜；明，是白天。

⑦ 虚风：内生之风，多因阴血亏虚所致。

【译文】

医生在诊脉的时候，必须保持自己呼吸调匀，在一呼一吸之间，脉搏跳动四或五次，为正常脉搏。如果一呼一吸脉搏仅

中医白话解读本丛书

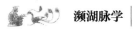

跳动三次，便为迟脉，意为有寒证；相反，一呼一吸脉搏跳动六次，便为数脉，意为有热证。假使一呼一吸之间，脉搏动愈迟，仅为一二次，说明寒证加重。假使一呼一吸之间，脉搏动愈数，达到七八次，说明热证加重。

除迟数之外，还当辨别清楚浮脉沉脉的临床意义。在脉象浮沉迟数的变化中，可以辨识疾病的发生原因，分清楚是内因还是外因。外因是指自然界气候的变化，内因是指人身的变化。自然界有六淫的变化，人自身有喜、怒、忧、思、悲、恐、惊七情的变化。在因感受外邪所发生的病重，脉浮为表证，脉沉为里证；脉迟为阴寒证，脉数为实热证。在因内伤七情所发生的病中，脉浮多为血虚、阴虚而动风，脉沉病多在气，脉迟多为寒证，脉数多为热证，这些都是一般规律。脉浮数，多为表热证；脉沉数，多为里热证；脉浮迟，多为表虚证；脉沉迟，多为体内寒邪积滞。辨别疾病在表、在里、属阴、属阳，是风病还是气病，是寒病还是热病，是内因还是外因，都需要结合脉象，综合分析。

脉学理论虽繁多复杂，但归纳起来，可概括为四大类：浮沉迟数，以此作为纲领，就能深刻体会脉象的精微。

【解析】

浮、沉、迟、数为脉之四纲。无论内因还是外因的病变，都可以出现浮、沉、迟、数等几种不同的脉象。外因主要是六淫，即风、寒、暑、湿、燥、火六种外感病邪的统称。内因主要是七情，就是我们的各种情绪：喜、怒、忧、思、悲、恐、惊。

淫，有太过、浸淫之意，引申为不正、异常。六淫与六气既有联系，又有区别。正常情况下，风、寒、暑、湿、燥、火是自然界六种不同的气候变化，称为"六气"。六气的不断运动变化，决定了一年四季气候的不同，即春风、夏暑（火）、秋燥、冬寒、长夏湿。机体通过自身的调节，对六气有一定的适应能力，一般不会使人体发病。当气候变化异常，超过了一定限度，如六气的太过或不及，非其时而有其气（如春天应温而反寒，秋天应凉而反热等），以及气候变化过于急骤（如骤冷、暴热等），机体不能适应，可导致疾病的发生；或当人体的正气不足，抵抗力下降时，风、寒、暑、湿、燥、火乘虚而入，导致人体发生疾病，这种情况下的六气，便称为"六淫"。

六淫及主病主脉如下。

（一）风

1. 外风

伤风：风邪侵入人体所致的病证。有两种含义：太阳中风、感冒总称。与现代医学之病毒引起的感冒类似。脉象浮缓或浮数。

风寒：风与寒相合之病邪。与现代医学之感冒、感染性疾病早期类似。脉象浮紧。

风热：风与热相合之病邪。与现代医学之病毒性感冒类似。脉象浮数、洪数。

风湿：风邪与湿邪相合的病证。与现代医学之急慢性风湿性关节炎类似。脉象浮濡或浮缓。

风温：感受风温病邪所致的新感温病。与现代医学之流感类似。脉浮数或疾急。

风燥：秋燥时令，风与燥相合所致之病证。相当于现代医学之秋季上呼吸道感染。脉浮数或涩。

2. 内风

血虚生风：阴虚血虚内生风证。相当于现代医学之贫血性眩晕和神经功能失调所致的病证。脉浮细数。

热极生风：热邪壅盛，热甚伤阴，筋脉失养所致之病证。相当于现代医学之由高热或感染因素引起的抽搐、角弓反张。多见于现代医学之流行性脑脊髓膜炎、流行性乙型脑炎、小儿高热惊厥等病中。脉象数大、洪大，或弦劲而数。

中风：亦称卒中，有真中、类中之别。相当于现代医学之脑血管意外（脑出血、脑血栓形成、脑血管痉挛等）。脉弦，甚者如循刀刃。此与张仲景《伤寒论》太阳中风有别。

（二）寒

1. 外寒

寒湿：寒湿病邪阻滞阳气运行，血流不畅引起的病证。其流于经脉关节者，相当于现代医学之风湿性关节炎；留恋肠胃者，相当于现代医学之胃肠感冒或慢性肠炎。脉象缓，或紧而迟，或濡迟。

中寒：卒中寒邪所致的病证。相当于现代医学之休克、惊厥、功能衰竭。脉沉细迟或伏或微欲绝。

2. 内寒

中医亦称虚寒，属内伤杂病范畴。相当于现代医学之人体内部器官生理功能衰退，免疫功能低下，能量代谢降低，热量不足，副交感神经占优势。脉沉微或沉迟。

（三）暑

1. 伤暑

夏月中暑病证的总称。相当于现代医学之急性胃肠炎、胃肠型感冒。脉象滑数，后期可见浮虚。

2. 中暑

古谓中暍（yē）。《医学心悟》云："伤暑者，感之轻者也，中暑者，感之重者也。"相当于现代医学之受高温辐射影响，体温调节不相适应所引起的病证。脉虚数或虚大而散。

（四）湿

1. 外湿

伤湿：外感湿邪而发病。类似现代医学之感冒或感染性疾病早期，如肠伤寒（湿温）。脉象浮濡或弦细而濡。

寒湿：湿困脾胃，脾阳受损，或平素脾肾阳虚，水饮内停而致腹胀腹泻。属现代医学之急慢性胃肠炎范畴。脉濡迟或濡缓。

湿热：湿热合邪侵犯人体的一种病证。属现代医学之消化系统、泌尿系统、生殖系统炎症，或某些皮肤感染等疾病。脉象滑数、濡数、濡滑而数。

暑湿：暑热夹湿的病证。相当于现代医学之胃肠感冒及胃肠炎。脉象濡软。

2. 内湿

由脾阳虚弱，或脾肾阳虚加之嗜食生冷瓜果而致内湿之证。属现代医学之消化功能不足或障碍，或水液代谢功能障碍所致一系列病证。脉沉缓或濡缓。

（五）燥

1. 外燥

外界气候干燥，加微生物引起。属现代医学之秋季上呼吸道感染。中医分凉燥、温燥。凉燥左脉数大，温燥脉弦。

2. 内燥

津液不足：津液不足而致大便干燥者称肠燥。如年老、久病后之便秘。相当于现代医学之失水贫血引起的症状。脉涩。

血虚：津液不足，多由感染性疾病，或高热，或吐泻过甚失水失钠，或慢性消耗性疾病引起，或由造血功能低下引起一派内燥现象。脉浮涩或弦涩。

肺燥：干燥气候及感染因素刺激上呼吸道谓之肺燥。脉象

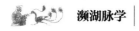

浮短或涩。

（六）火

1. 外火

由外感燥火之气或由其他邪气所化。相当于现代医学之感染性疾病热甚期出现的症状。脉实或洪。

2. 内火

以脏腑偏盛偏衰为基础，加外因之作用而发内伤火证。相当于现代医学之内脏功能改变、情绪和精神因素，加上气候条件，病原微生物的作用，引起功能亢盛现象。脉象：心火洪数；肺火浮数；脾火细数；肝火弦数；实火大数；虚火细数无力。

喜怒哀乐，为人之所共有，属正常之精神活动。但精神刺激过重，或延续时间过长，可导致阴阳失调，气血失和，脏腑功能紊乱而发病。

七情及主病主脉：过喜伤心，喜则气缓，其脉缓而虚。过怒伤肝，怒则气上，其脉弦或长。过忧伤肺，忧则气聚，其脉浮涩。过思伤脾，思则气结，其脉缓涩，甚或结。过悲伤肺，悲则气消，其脉短涩。过恐伤肾，恐则气下，其脉沉或短。过惊伤气，惊则气乱，其脉动，或涩，或散。

【临床举隅】

1. 风寒咳嗽

案例：患者，女，26岁。咳嗽痰稀，鼻塞流清涕，恶寒发热，舌苔薄白，脉浮紧。

治则治法：疏风散寒，宣肺止咳。

处方用药：止嗽散加减（桔梗、荆芥、紫菀、百部、白前、甘草、陈皮）。

2. 风热耳聋

案例：患者，男，52岁。感冒后突发耳痛，耳鸣，耳聋，头痛，鼻塞，苔黄，脉浮数。

治则治法：疏风清热，清凉解表。

处方用药：银翘散加减（连翘、金银花、桔梗、薄荷、竹叶、生甘草、荆芥穗、淡豆豉、牛蒡子）。

3.气疝

案例：患者，男，16岁。阴囊肿胀偏痛，少腹部结滞不舒，缓急无时，劳力过度或生气时加重，西医诊为腹股沟疝，舌淡苔薄，脉沉弦。

治则治法：疏肝理气，散寒止痛。

处方用药：天台乌药散加减（乌药、木香、茴香、青橘皮、高良姜、槟榔、川楝子）。

4.胸痹

案例：患者，男，60岁。冠心病心绞痛入院，胸痛彻背，喘息咳唾，短气，感寒更甚，苔白腻，脉沉迟。

治则治法：辛温通阳。

处方用药：瓜蒌薤白白酒汤合乌头赤石脂丸加减（瓜蒌实、薤白、蜀椒、附子、干姜、赤石脂）。针内关、太冲、膻中、天突、定喘。

五、

诸脉形态

【原文】

浮脉法天，轻手可得。泛泛在上，如水漂木。有力洪大，来盛去悠①。无力虚大，迟而且柔。虚甚则散，涣漫②不收。有边无中，其名曰芤。浮小为濡，绵浮水面。濡甚则微，不任③寻按。

沉脉法地，近于筋骨④。深深在下，沉极为伏。有力为牢，实大弦长。牢甚则实，幅幅⑤而强。无力为弱，柔小如绵。弱甚则细，如蛛丝然。

迟脉属阴，一息三至。小快⑥于迟，缓不及四。二损⑦一败⑧，病不可治。两息夺精⑨，脉已无气。

浮大虚散，或见芤革。浮小濡微，沉小细弱。迟细为涩，往来极难。易散一止，止而复还。结则来缓，止而复来。代则来缓，止不能回。

数脉属阳，六至一息。七疾⑩八极⑪，九至为脱⑫。

浮大者洪，沉大牢实。往来流利，是谓之滑。有力为紧，弹如转索。数见寸口，有止为促。数见关中，动脉可候。厥厥⑬动摇，状如小豆。

长则气治⑭，过于本位。长而端直，弦脉应指。短则气病，不能满部。不见于关，惟尺寸候。

【注释】

① 悠：悠远，此处作"持久"解。

② 涣漫：脉体散开，且搏动迟缓。

③ 不任：不能耐受。指诊濡脉时，不能用中取或者沉取，只宜轻取、浮取。

④ 近于筋骨：沉脉的脉象必须采用重指力，推筋着骨始得。

⑤ 愊愊而强：愊（bì），原为"郁结"之意，此作结实、紧绷之状，形容实脉的脉象坚实有力。

⑥ 小快：稍快。

⑦ 二损：一呼一吸脉搏仅搏动两次，称为损脉。此为病情危重之脉。

⑧ 一败：一呼一吸脉搏仅搏动一次，称为败脉。此为病情危重之脉。

⑨ 两息夺精：在两次呼吸之间脉搏仅搏动一次，称为夺精脉。此为病情危重之脉。

⑩ 七疾：疾，疾脉。一息脉跳七至为疾脉。

⑪ 八极：极，极脉。一息脉跳八至为极脉。

⑫ 九至为脱：脱，脱脉。一息脉跳九至为脱脉，为阳气暴脱之象。

⑬ 厥厥：匆忙的样子。此处形容脉象搏动急促滑数。

⑭ 治：与"乱"相对，作"正常"解。

【译文】

浮脉如天阳之气在上，轻取即可得到，如水中漂木，泛泛在上。浮脉类还可兼见其他脉象。若浮而有力，来盛去衰为洪脉；浮迟无力，脉体虽大但脉势柔软为虚脉；较虚脉散漫无根，重按则无者为散脉；浮大中空，如按葱管者为芤脉；浮而细小，软绵无力为濡脉；比濡脉更加细软无力，中取、沉取难见的为微脉。

沉脉如地气一样沉重、下降，必须采用重指力取脉，推筋着骨才能获得。若脉象沉入深部之极，称为伏脉。若沉脉有力充实，并端直弦长的，为牢脉。比牢脉更加坚实有力的，称为实脉，搏指坚实有力。若脉沉无力，而脉体细小，柔软如棉絮的，为弱脉。比弱脉脉形更细的，则为细脉，像蛛丝一样。

迟脉属阴，一息搏动三至。脉率稍稍快于迟脉，且一呼一吸刚四至，为缓脉。一呼一吸脉搏仅搏动两次，称为损脉；仅搏动一次，称为败脉；更有甚者，在两次呼吸之间脉搏仅搏动一次，称为夺精脉。此三种脉都是精气衰竭，病情极其危重之脉。

脉位浮但脉形大的脉象有虚脉、散脉、芤脉和革脉；脉位浮但脉形小的脉象有濡脉和微脉；脉位沉而脉形小的脉象有细脉和弱脉。若脉来迟缓而脉形细小称为涩脉。涩脉脉象往来艰难涩滞，有时容易散乱，甚至有些像歇止脉，稍缓一下后即恢复。结脉脉象搏动较为缓慢，并中间有歇止，歇止无规律，后可暂时恢复搏动。代脉脉象搏动亦缓慢，且亦有间歇，间歇时间较长，亦难恢复。

数脉属阳，一息搏动六至。若脉动比数脉更快，达一息七至者，为疾脉；甚至一息达八至者，为极脉；一息九至为脱脉。

脉象浮大而有力者为洪脉，沉大而有力者为牢脉。脉搏往来流利为滑脉。脉来左右弹动，有如绳索转绞，为紧脉。寸口脉跳频数，但中有歇止者，为促脉。脉来数而见于关部者，为动脉。动脉脉象短小如豆，搏动急促。

长脉主气血充盛而平和，是健康人常见之脉象，其脉体较长，超过寸、关、尺三部之位。若脉体长而端直，且应指明显为弦脉。短脉为气虚或气滞之象，其脉形短而不能满于三部。短脉在关脉表现不明显，只存在于尺部或者寸部。

【解析】

此部分内容将浮、洪、虚、散、芤、濡、微、沉、伏、牢、实、弱、细、迟、缓、损、败、夺精、革、涩、结、代、数、疾、极、脱、滑、紧、促、动、长、短、弦等脉象进行了简要的分类和总结。

洪、虚、散、芤、革、濡、微皆属浮脉类，皆于轻取即可获得。但其脉象体状及指下感觉不尽相同，还应详辨。

伏、牢、实、弱、细五种脉象皆属沉脉类，但其脉象特点及指下感觉皆有所区别，当详辨之。

迟脉相类脉有缓、涩、结、代四种脉象，且当与损脉、败脉、夺精脉进行区别。首先需要辨迟脉和缓脉。缓脉比迟脉稍快，一呼一吸刚四至，但脉动均匀和缓，稍有迟纵。涩脉当与结代脉相区别。涩脉脉来迟细，搏动又艰涩困难，甚至有些像短散脉和歇止脉，但它并不歇止。只是在短暂时候稍微迟滞一下就过去了。而结代脉都有间歇。

数脉相类脉有滑、紧、促、动四种脉象，且当与疾脉、极脉、脱脉进行区别。与上文相结合，当详分促、结、代三种脉象，此三者皆为节律异常，有间歇之脉象。其中脉来急数，时而一止，止无定数者为促脉。此为阳盛热实，或气血痰食停滞之证，若脉细促而无力，多为虚脱之象。若脉来缓慢，时见一止，止无定数为结脉。此为阴盛寒积或气血瘀滞之证，结而无力为气血虚衰。若脉来缓慢而有规则的间歇，间歇时间较长为代脉。此为脏气衰微或气滞血瘀之证。

长脉是超过寸或尺的本位而有余之脉，只要是长中带有柔和之象并不弦急的，便是正气充沛的反映。相反，脉不长反短，无论在寸或者尺部表现为不满足而短缩的状态，都属于气血虚损的短脉。

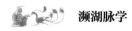
【临床举隅】

1. 中风脱证，散脉

案例：患者，女，65岁。突然昏仆，前一段日子即有头痛先兆，发时人事不知，鼻鼾息微，目合口开，手足厥冷，汗出痰涌，脉散。

治则治法：回阳固脱。

处方用药：鼻饲参附汤（人参、附子）。以大艾炷灸关元、神阙、足三里，以汗收、肢温、脉起为度。

2. 闭经，脉芤

案例：患者，女，30岁。3年前手术后失血较多，体质变差，伴月经不调。来诊时心悸怔忡，失眠健忘，烦躁头晕，发热盗汗，近3个月经闭不行，脉芤虚数。

治则治法：滋阴补血。

处方用药：八珍汤加减（人参、白术、白茯苓、当归、川芎、白芍、熟地黄、甘草）。

3. 血虚眩晕，脉微

案例：患者，女，35岁。产后出血过多，面白昏晕，心悸欲吐，烦闷不安，突然眼闭不开，手撒肢冷，冷汗淋漓，舌淡无苔，六脉微细欲绝，西医诊为产后出血性休克。

治则治法：益气补血。

处方用药：当归补血汤合独参汤加减（黄芪、当归、人参）。

4. 癥瘕，脉牢

案例：患者，男，63岁。慢性肝病多年，下腹部癥块，按之不坚，推柔可散，时而又聚，精神抑郁，面色略青，脉牢。

治则治法：行气导滞。

处方用药：香棱丸（木香、丁香、三棱、枳壳、莪术、川楝子、茴香）。

5. 热极生风，脉数疾

案例：患者，男，1岁。一周前发热出疹，疹没已3日，身热不退，体温40℃以上，昨日抽搐3次，予抗生素、镇静剂、输液、降温等未效。诊见灼热无汗，头项后屈，哭闹烦躁，时目睛上吊，口紧。舌红苔黄少津，脉数疾。

治则治法：凉血息风止痉。

处方用药：泻青丸加减（龙胆、栀子、大黄、防风、羌活、当归、川芎）。

6. 贫血，脉浮短

案例：患者，女，36岁。面色苍白，唇舌爪甲色淡无华，怔忡惊悸，头目眩晕，气微而短，疲倦乏力，手足发麻，脉浮而短。

治则治法：补益气血。

处方用药：四物汤加减（白芍、当归、熟地黄、川芎）。

7. 肾虚腰痛，脉沉短

案例：患者，男，51岁。慢性腰痛来诊，面色淡白，精神不振，腰酸腿软，头昏耳鸣，形寒，阳痿，大便溏薄，尿频而清，舌淡，脉沉短。

治则治法：温补肾阳。

处方用药：右归丸加减（熟地黄、附子、肉桂、山药、山茱萸、菟丝子、鹿角胶、枸杞子、当归、杜仲）。

六、 诸脉主病

【原文】

一脉一形，各有主病。数^①脉相兼，则见诸证。

浮脉主表^②，里^③必不足。有力风热，无力血弱。浮迟风虚^④，浮数风热。浮紧风寒，浮缓风湿。浮虚伤暑，浮芤失血。浮洪虚火，浮微劳极^⑤。浮濡阴虚，浮散虚剧^⑥。浮弦痰饮，浮滑痰热。

沉脉主里，主寒主积^⑦。有力痰食，无力气郁^⑧。沉迟虚寒，沉数热伏。沉紧冷痛，沉缓水蓄^⑨。沉牢痼冷^⑩，沉实热极。沉弱阴虚，沉细痹湿^⑪。沉弦饮痛^⑫，沉滑宿食。沉伏吐利，阴毒^⑬聚积。

迟脉主脏，阳气伏潜。有力为痛，无力虚寒。数脉主腑，主吐主狂^⑭。有力为热，无力为疮。

滑脉主痰，或伤于食。下为蓄血^⑮，上为吐逆^⑯。涩脉少血，或中寒湿。反胃^⑰结肠^⑱，自汗厥逆^⑲。

弦脉主饮，病属胆肝。弦数多热，弦迟多寒。浮弦支饮^⑳，沉弦悬痛^㉑。阳弦^㉒头痛，阴弦^㉓腹痛。

紧脉主寒，又主诸痛。浮紧表寒，沉紧里痛。

长脉气平^㉔，短脉气病^㉕。细则气少，大则病进。浮长风痫^㉖，沉短宿食。血虚脉虚，气实脉实。

洪脉为热，其阴则虚。细脉为湿，其血则虚。

缓大者风，缓细者湿。缓涩血少，缓滑内热。

濡小阴虚，弱小阳竭。阳竭恶寒，阴虚发热。

阳微^㉗恶寒，阴微^㉘发热。男微虚损，女微泻血^㉙。

阳动^㉚汗出，阴动^㉛发热。为痛与惊，崩^㉜中失血。

虚寒相搏^㉝，其名为革。男子失精，女子失血。

阳盛则促，肺痈阳毒^㉞。阴盛则结，疝^㉟瘕积郁^㊱。代则气衰，或泄脓血。伤寒心悸，女胎三月^㊲。

【注释】

① 数：音 shùo，量词，指多个。非数脉。

② 表：表证，指外邪侵袭肌表的病证。六淫邪气、疫疠之气等外邪经皮毛、口鼻侵袭人体，正邪相争于肤表浅层，以恶寒发热为主症的证候。

③ 里：里证，指病变部位在内，脏腑、气血、骨髓等受病所反映的证候。

④ 风虚：气虚伤风。卫气虚弱，肌表不固，外伤于风，故见脉浮而迟。

⑤ 劳极：劳，虚劳，虚损。包括心劳、肝劳、肾劳、肺劳、脾劳者，又称"五劳"。极，极度，严重之意。包括筋极、骨极、血极、肉极、精极、气极六者，也称"六极"，为六种严重的虚损病。

⑥ 虚剧：气血虚极。

⑦ 主寒主积：寒，里寒证。积，病名，积聚，指腹内结块，或痛或胀。其中肿块固定不移，痛有定处者为积；推之可移，或痛无定处，时聚时散者为聚。多由气滞血瘀而致。

⑧ 气郁：指肝郁气滞证。主要表现有胸胁胀痛、部位不固定、食欲不振、嗳气、肠鸣、月经不调、脉弦等。

⑨ 水蓄：寒水邪气蓄积。

⑩ 痼冷：痼，音 gù。"痼疾"，指日久不愈的疾病。痼冷，

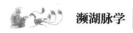

指寒气久伏体内，经久不愈。

⑪痹湿：湿痹，痹病中的一种。多因湿邪为主侵犯四肢关节，以致关节痹阻不通，症见周身关节疼痛，沉重难举。

⑫饮痛：饮，即"痰饮"或"水饮"的简称。饮痛指痰饮内停，气机阻滞，气血不畅，不通则痛。

⑬阴毒：病证名。指寒邪深伏于里，以致气血不能运行，凝滞经脉而成。症见皮肤青紫，周身剧烈疼痛，咽喉痛，继而红肿腐烂。

⑭狂：病名，多由五志过极、痰火瘀血、闭塞心窍所致。以精神亢奋、狂躁不安、骂詈毁物、动而多怒为主要临床表现。

⑮蓄血：病证名，即蓄血证。指瘀血内蓄的病证。

⑯吐逆：指呕吐。其病机为胃气上逆，故称吐逆。

⑰反胃：又称"胃反""翻胃"。饮食入胃，在胃中停而不化，终至吐出的表现，包括食已则吐、暮食朝吐、朝食暮吐等。多因脾胃阳虚，命门火衰，不能腐熟水谷而致。

⑱结肠：也称"肠结"，指津伤便秘。

⑲厥逆：病证名。多指四肢逆冷、手冷过肘、足冷过膝，由阳气内衰、阴寒独盛所致。

⑳支饮：病证名，四饮（痰饮、悬饮、溢饮、支饮）之一。指饮邪停留在胸膈胃脘部位，支撑胸膈，见胸闷气喘不得平卧，甚则浮肿等症状。

㉑悬痛：指悬饮导致的胸胁胀闷疼痛。

㉒阳弦：阳指寸部脉，即寸部脉弦。

㉓阴弦：阴指尺部脉，即尺部脉弦。

㉔气平：气机平和调畅，即正常人的表现。

㉕气病：气机不畅。

㉖风痫：痫病的一种。多因风痰上扰所致，临床表现为突

然昏倒、痉挛抽搐等。

㉗ 阳微：寸部属阳，寸脉微，为阳虚，阳虚则寒。

㉘ 阴微：尺部属阴，尺脉微，为阴虚，阴虚则热。

㉙ 泻血：崩漏下血之证。

㉚ 阳动：指寸部脉为动脉。

㉛ 阴动：指尺部脉为动脉。

㉜ 崩：病名，崩漏。妇女月经过多如崩，称"崩"；少量出血但缠绵不止，称"漏"。

㉝ 虚寒相搏：阳气虚损，又受寒邪侵袭。

㉞ 阳毒：指外感暑湿疫毒之邪，阻滞气血，导致面赤发斑、紫斑、咽痛，甚至吐血等症。

㉟ 疝：病证名。又称疝气，指人体组织或器官一部分离开了原来的部位，通过人体间隙、缺损或薄弱部位进入另一部位。

㊱ 郁：郁滞、郁结。多因情志不遂，肝失疏泄，以致气机郁滞不畅所致的病证。古有气郁、血郁、痰郁、火郁、湿郁、食郁"六郁"。

㊲ 女胎三月：指女子妊娠三个月。

【译文】

每一种脉象均有各自特有的形态，均有各自相应的主病。若多种脉象相兼出现，那么这个疾病中可见到这几种脉所主的证候。

浮脉多主外感表证，也可主里虚证。浮而有力主风热表证，浮而无力为内伤血虚。脉浮而迟缓，为气虚伤风；浮数为风热表证；浮紧为风寒表证；浮缓为风湿表证。浮而无力者多见于伤暑病中。浮芤脉象多为大失血病。慢性病中的浮而洪大的脉象，为阴虚火旺。浮而微弱之脉，多见于五劳六极之虚损之证。浮濡为阴虚病，浮散为气血虚极，浮弦为痰饮内盛，浮滑为痰热壅滞。

　　沉脉多主病在里，主寒证或积滞等病。沉而有力，主痰饮病或食积病。沉而无力，主气郁病。脉沉而迟为虚寒病。沉而数为体内有热邪内伏未散。沉而紧为内部受寒作痛。沉而缓为体内有水饮积蓄。脉沉而牢多为久病不愈之寒积，沉而实多为热盛之极，沉而弱多为阴虚，沉而细多为湿痹之证。脉沉而弦，多为水饮内停或疼痛。沉而滑多为宿食停滞。沉而伏多为吐泻过甚，正气大伤，气血不能外达，或见于体内阴毒、积聚等病证。

　　迟脉主五脏之病，为阳气内伏的表现。迟而有力，多见于痛证；迟而无力，多见于虚寒。数脉主六腑之病，多为呕吐、狂躁等病。数而有力为热证，数而无力为疮疡。

　　滑脉多为痰湿，或伤食，在下多为蓄血病，在上多为呕吐等病。涩脉主营血亏虚，或伤于寒湿。也可见于反胃病、结肠病及自汗、手足厥逆等病。

　　弦脉主水饮病，提示病位为肝胆。脉弦数多为热证，弦迟多为寒证。脉浮弦见于支饮，沉弦见于悬饮。脉弦出现在寸部者多为头痛，出现在尺部者多见于腹痛。

　　紧脉主寒证，也可见于各种疼痛。浮紧脉多见于风寒袭表，沉紧脉多见于体内诸痛。

　　脉长多为气血充盛、身体健康的表现，脉短多为气机不畅之病，脉细多为气虚，脉大则为正虚邪进。脉浮而长多为风痫为病，脉沉而短多为饮食积滞、气机不畅。人体血虚则脉亦虚弱，人体正气旺盛则脉亦实大有力。

　　洪脉主热盛，热盛则伤阴，故阴液常显不足。细脉主湿证，湿邪困脾，气血化生乏源，常显血虚。

　　脉象和缓但脉形宽大者，多为伤于风邪；脉象和缓而脉形偏细者，多为伤于湿邪。脉缓而涩，多为血少；脉缓而滑，多为内热。

脉濡小，主阴虚；脉细弱，主阳气将竭。阳气衰竭者，多有恶寒的表现；阴虚者，多有发热的表现。

寸部脉微，多恶寒；尺部脉微，多发热。男人脉微，为虚损证；女人脉微，为泄泻或失血之证。

寸部为动脉，多出现汗出；尺部为动脉，多出现发热。动脉还可见于疼痛、惊风、崩漏及失血等病中。

阳气虚损，又受寒邪侵袭可见革脉。革脉亦多见于男子的失精及女子的失血等病证。

阳气亢盛，如肺痈、阳毒等病，可见促脉。阴寒内盛，如疝气、癥瘕、郁病等可出现结脉。代脉多为正气衰弱，如脓血久流不止等。代脉亦可见于伤寒病中出现心悸的时候，或孕妇怀孕三个月左右之时。

【解析】

每一种脉象都有不同的形态，主要是由于不同的病变所致。由于一个单一脉象只能从一个侧面反映人体的生理病理信息，而人体是个复杂的有机整体，疾病过程又是个复杂多变的过程，故临床上一脉独见的较少，往往是几种脉象互相兼见于各种复杂的病证中，称为"相兼脉"，如浮数脉、沉数脉、沉细脉等。所谓"相兼脉"，古称"合脉"，是指两种或两种以上的脉象同时存在，但应注意不存在相反脉象相兼。如浮与沉，迟与数，滑与涩不能相兼。如何判断相兼脉的主病？可以通过组成相兼脉的单脉主病之和来判断。如浮紧脉，浮主表证，为邪侵袭肌表，卫阳抗邪于外，气血趋向于肤表，脉气亦鼓动于外之征。风性善动，亦能使气血向外，而见脉浮。紧主寒证，寒为阴邪，主收引凝滞，困遏阳气。脉管收缩紧束而拘急，故见紧

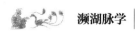

脉。脉浮紧则主表寒证，临床多表现为恶寒发热、鼻塞流清涕、头身疼痛、舌苔薄白、脉浮紧等症状。此外，有的脉本身就是相兼脉。如弱脉，由虚、沉、小三脉合成；牢脉，由沉、实、大、弦、长五脉合成。在临床实践中，可以借鉴，但不可拘泥，脉象和疾病有对应关系，但不是绝对的——对应，需灵活运用，脉证合参，全面分析判断，才能做出正确的诊断。

沉脉的出现，最常见的三种情况：一是内伤里证；二是阴寒邪气；三是各种积聚。诊察沉脉，首先诊其搏动有力和无力。沉而有力，多为痰饮和伤食的病变；沉而无力，一般多由气机郁滞所致。其次诊其迟数。脉来沉迟，多是虚寒为病；脉来沉数，常为热邪内伏。再次诊其相兼脉。沉而兼紧，以寒凝冷痛的为多；沉而兼缓，以水气（即寒水邪气）蓄积的为多。如久患冷病，沉脉之中多兼牢象，如里热盛极，沉脉之中多兼实象。阴精虚损的，脉来沉弱；湿邪痹着（停滞不行）的，脉来沉细。痹，主要是由风、寒、湿三种病邪痹着而成。关节间有游走性疼痛，多汗的为风痹；关节呈固定性疼痛的为寒痹；肢节发沉，甚或麻木不仁的为湿痹。沉弦脉，每见于痰饮为病的痛证；沉滑脉，每见于宿食为病的积证。假如脉来沉伏，多见于阴毒和聚积不消发为剧烈吐泻之证。临证时还需与其他诊法相参。

五脏的虚寒病变，反映在脉搏方面，多为迟脉，尤其是阳气潜伏，不能通达于外的时候，脉的搏动显著变迟。若为寒凝腹痛，则脉来迟而有力；如果是由于阳气不足而引起虚寒之证，则脉来迟而无力。

六腑的邪热病变，反映在脉搏上，多为数脉。诸如胃热上逆的呕吐、热伤神志的发狂等证，脉往往都见数象。若实热炽盛，则脉来数而有力。一般疮疡初起多为血分有热，但在溃脓以后，营血大伤，而余热未除，则脉来数而无力。

滑脉有生理病理之分。妇女无病而见滑脉，可判断为妊娠，另正常人脉稍滑而缓和，是营卫调和、气血充盈的征象。病理状态下，滑脉是邪气内盛的脉象。如痰饮停留、伤食气滞、瘀血蓄积、呕吐气滞等，都可见到滑利的脉象。不过痰饮多见浮滑，伤食多见沉滑，蓄血之滑脉多见于关部，吐逆之滑脉多见于寸部。

涩脉是精亏血少，来去艰难，极不流利的脉象。凡是寒湿、气滞、血瘀、津亏、血少等皆可见涩脉。

弦是脉气紧张的表现。肝主筋，脉道的柔软、弦硬与筋之弛缓、强劲之性相同；肝主流泄，调物气机，以柔和为贵。若邪气滞肝，疏泄失常，气郁不利则见弦脉。脉弦而数，多为热盛；脉弦而迟，多为寒盛。在浮部见弦，多属支饮为病；在沉部见弦，多属悬饮胸胁痛。头痛因病在上，故寸脉多见弦，又称为"阳弦"；腹痛因病在下，故尺脉多见弦，又称为"阴弦"。弦脉亦见于老年健康者。而生理性弦脉在春季多见，其脉象与病理性弦脉相比较为柔和。

紧脉的出现，主要为寒邪盛和各种痛症的反映。

长脉指脉动应指的范围超过寸、关、尺三部，脉体较长。长脉可见于正常人，《素问·脉要精微论》说："长则气治。"治者，盛满、调平之意。正常人气血旺盛，精气盛满，脉气盈余，故搏击之势过于本位，可见到长而柔和之脉，为强壮之象征。老年人两尺脉长而滑实多长寿。长脉亦主阳证、实证、热证。多由邪气盛实，正气不衰，邪正搏击所致。脉长而洪数为阳毒内蕴；长而洪大为热深、癫狂；长而搏结为阳明热伏；长而弦为肝气上逆、气滞化火或肝火夹痰。细长而不鼓者为虚寒败证。故任何脉象都要四诊合参，不可一概而论。

脉来和缓，本是有"胃气"的正常脉象，但若脉体异常，

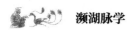

仍需根据临床辨证，仔细审查其病机及证候。如缓而偏大，则多见于风热病证；缓而偏细，则多见于寒湿病证。缓而兼涩，常为营血虚少的脉象；缓而兼滑，常为内热炽盛的脉象。同为细小脉，还需辨软与弱，软而细小，是阴血虚损；弱而细小，为阳气衰竭等。

假使阳气郁结于血分得不到发泄时，就会出现种种"动"脉。若汗出不止，且"动"脉见于寸部，这称为"阳动"；若发热不止的，且"动"脉见于尺部，这称为"阴动"。若见疼痛、惊悸、血崩，便血等，两手关部脉多可见"动"。

促结代脉皆属于脉搏节律不齐有间歇的脉象，但其主病不同。其中凡阳热盛极而伤阴时，多见到促脉。如患肺痈、阳毒时常见促脉。凡阴邪盛极，或气血阻滞，便见结脉，如疝、瘕、积、郁等证。如果元气衰竭，气不相续，便会出现代脉，如见于久泄脓血、元气大伤之证。另外成久病伤寒、阳虚心悸亦可见代脉。妊娠三月，剧吐之时，气机阻滞，脉气不通也可见代脉。

各种脉象主病，且都可出现在多种疾病之中。人体是个有机的整体，脉象的变化受诸多因素的影响。同一个疾病中，证候不同，体质不同，甚至时间、地域不同，都会出现不同的脉象。因此在诊察疾病的时候，不可只凭脉象判断，必须四诊合参，结合脉象和症状来分析判断，才能诊断准确。对文中各脉的主病，须灵活理解，合理运用。

【临床举隅】

1. 浮弦脉主痰饮

案例：患者，女，25岁。外感后身痛无汗，咳嗽哮喘，咳痰清稀，尿清，口不渴，发热恶寒，舌苔白，脉浮弦。

治则治法：解表化饮。

处方用药：小青龙汤加减（麻黄、芍药、细辛、炙甘草、干姜、桂枝、五味子、半夏）。

2. 沉伏脉主霍乱

案例：患者，男，40岁。突然腹痛如绞，欲吐不能，欲泻不下，烦躁闷乱，四肢厥冷，头汗出，脉沉伏。

治则治法：避浊解秽，利气宣壅。

处方用药：玉枢丹加减（山慈菇、续随子、大戟、麝香、雄黄、朱砂、五倍子）。

3. 促而洪实脉主阳毒

案例：患者，女，37岁。白塞氏病，口腔溃疡、生殖器溃疡反复发作，来诊时面赤斑斑如锦纹，咽喉痛，吐脓血，脉促洪实。

治则治法：散瘀解毒。

处方用药：升麻鳖甲汤加减（升麻、当归、蜀椒、甘草、鳖甲、雄黄）。

4. 沉结脉主积聚

案例：患者，女，52岁。肝硬化病史三年，面青胁痛，牵引少腹，足寒转筋，左胁下如覆杯，脉沉弦而结。中医诊为肥气（肝积）。

治则治法：疏肝消积。

处方用药：肥气丸加减（黄连、厚朴、甘草、花椒、白术、昆布、人参、柴胡、皂角、干姜、茯苓、巴豆霜、炮川乌）。

5. 数代脉主心悸

案例：患者，女，56岁。心悸怔忡，头目眩晕，面色少华，夜寐不宁，口干舌燥，大便干结，脉数而代。

治则治法：益气滋阴，补血复脉。

处方用药：复脉汤加减（炙甘草、西洋参、火麻仁、生地黄、麦冬）。

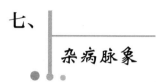

七、杂病脉象

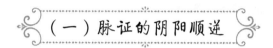

（一）脉证的阴阳顺逆

【原文】

脉之主病，有宜①不宜。阴阳②顺逆③，凶吉④可推。

【注释】

①宜：合适、适宜。指病与脉相合为宜，不相合则为不宜。

②阴阳：指脉象与病证的阴阳属性。

③顺逆：指脉与证的阴阳属性相合为顺，不相合为逆。

④凶吉：病情重，预后差者为凶；病情轻，预后佳者为吉。

【译文】

各种脉象都有其相应的主病，某些病中出现某种相应的脉为适宜，若出现另一种脉象便为不适宜。即脉证一致主顺，为吉兆，如阳证见阳脉。脉证不一致主逆，为凶兆，如阳证见阴脉。由此可根据病证与脉象对应关系，推测疾病的阴阳、顺逆、吉兆等变化。

【解析】

此段提出了脉证阴阳顺逆的临证意义。脉象是病变的反映之一，因此不同脉象，就会出现于不同的病证。病有阴证、阳证之分，脉亦有阴脉和阳脉之别，阴证见阴脉，阳证见阳脉，这是相宜的，为顺。反之，阴证见阳脉，阳证见阴脉，则是不相宜的，为逆。这便是脉证顺逆的临床意义。

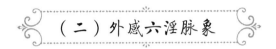

（二）外感六淫脉象

【原文】

中风^①浮缓，急实则忌^②。浮滑中痰^③，沉迟中气^④。尸厥^⑤沉滑，卒^⑥不知人。入脏身冷，入腑身温。

风伤于卫^⑦，浮缓有汗。寒伤于营^⑧，浮紧无汗。暑伤于气，脉虚身热。湿伤于血，脉缓细涩。

伤寒热病，脉喜浮洪。沉微涩小，证反必凶^⑨。汗后脉静^⑩，身凉^⑪则安。汗后脉躁^⑫，热甚必难。

阳病见阴^⑬，病必危殆^⑭。阴病见阳^⑮，虽困无害。

上不至关^⑯，阴气已绝。下不至关，阳气已竭。代脉止歇，脏绝倾危^⑰。散脉无根，形损^⑱难医。

【注释】

①中风：中医病名，中音 zhòng，亦称卒中。以突然昏仆，半身不遂，言謇或失语，口眼㖞斜，偏身麻木为主要表现。因其起病急，变化快，如风邪善行数变而名。

②忌：忌讳，指脉证不合。

③中痰：中医病名，又名湿中、痰中，类中风类型之一。多由湿盛生痰，痰生风热，热生因而致病。症见卒然眩晕、发麻、昏倒不省人事、舌本强直、喉中痰声、四肢不举等症。

④中气：中医病名，亦称气中，属类中风类型之一。多由情志郁结，或怒动肝气，气逆上行所致。症见突然仆倒、昏迷不省人事、牙关紧急、手足拘挛等，其状极似中风，但身凉不

温，口内无痰声（或有痰涎不甚），与中风有别。

⑤尸厥：中医古医名，为厥证之一。指厥而其状如尸的病证。症见突然昏倒，不省人事，状如昏死，患者呼吸微弱，脉极微细，或毫不应指。

⑥卒：音cù，同"猝"。忽然。

⑦卫：卫表、卫气。水谷精气所化生。行于脉外，具有捍卫躯体的功能。

⑧营：营气。与卫气同出一源，皆水谷精气所化生。营行脉中，具有营养周身的作用。

⑨证反必凶：脉证不符，必定凶险。

⑩脉静：静，脉象和缓。是邪去正安，疾病好转的征象。

⑪身凉：热退。指体温恢复正常。

⑫脉躁：躁，急、数之意。指脉率较快，指下有急数躁动之感。

⑬阴：阴脉。如虚、短、细、微、涩等属阴之类的脉。

⑭殆（dài）：危险之意。此处形容病情危重。

⑮阳：阳脉。如实、长、洪、滑、数等属阳之类的脉。

⑯至关：脉长到达关部。

⑰倾危：阴阳离决，脏气衰微的表现。

⑱形损：身体受到严重损害。

【译文】

中风病属于气血虚弱之病，脉宜浮缓，不宜脉数而坚实有力。脉浮滑为中痰，见于痰迷昏厥，沉迟为中气，见于气虚昏厥。尸厥的脉象应沉而滑的，发作时卒然昏厥，不知人事。邪气因侵袭部位不同而症状各异，邪气深入五脏者，则身体寒冷；邪气在腑者，则身体温暖。

风邪伤及卫分，则脉象浮缓，身有汗出。寒邪伤及营分，则脉象浮紧，腠理致密无汗。暑邪伤人，直入气分，脉见虚象，身体有热。湿邪伤及血分，脉缓而细涩。伤于寒邪，入里化热，脉当出现浮洪。若见沉微涩小之象，则疾病反见凶象。汗出之后，脉来平静，热退身凉，则病退痊愈。若汗出之后，脉来躁急，则热势加重，治疗较难。

诊脉时，寸口脉的搏动仅在尺部，而不能上至关部，为阴气已绝，阳气独旺。而脉动仅在寸部，而不能下至关部，为阳气已竭，阴气独盛。病中出现代脉的歇止表现，为脏气衰微，阴阳离决之象。散脉是无根脉，当身体衰弱之人出现散脉，则病情危重。

【解析】

此部分提出了卒中的脉症及感受风、寒、暑、湿诸邪的脉症。

卒中为中医病名，是指突然受到病邪伤害而暴发疾病的疾病。后也作症状，即突然受到某种伤害后，可以出现欲"死"之症状。最常见的卒中病，有中风、中痰、中气和尸厥。其中，中风、中痰二者习惯称为"真中风"，中气、尸厥二者习惯称为"类中风"。无论真中、类中，都能忽然昏倒，人事不省。但是，"类中风"不见口眼喝斜、偏废不用、麻木不仁等"真中风"的症状。

中风病，多是由于气血先虚，风邪乘虚伤害人体而成。因此，中风而见脉浮缓，浮虽是风邪的表现，缓说明正气尚在，这是病与脉相宜的脉象。如果脉来坚实而急数，则为邪气太盛之征象，预后不佳。

外感病有风、寒、暑、湿，不同的致病因素导致其脉象和症状也各不同。外感风邪，初期多是卫气受伤，而见浮缓脉，风性开泄，故自汗。外感寒邪，初期多是营气受伤，而见浮紧

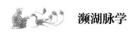

脉，寒主收引，故无汗。虽同属表证，伤于风的便脉浮缓而有汗；伤于寒的便脉浮紧而无汗。暑性最易耗散正气，故身虽热，脉来却见虚。湿邪最易闭着于血分，影响到血液的运行，故脉来多细缓而滞涩。寒虽为阴邪，但入里化热之后，以脉来浮数为好，此为阳证阳脉，脉证相合。如果脉来沉、微、涩、小，是阳证见阴脉，是邪热有余、正气大伤的反映。这种脉证相反的病变比较复杂，治疗过程中不一定顺利。对于外感病的治疗，经过出汗以后，脉来平静，热退身凉，这是表邪已解，正气恢复的表现；若汗即已出，热不退而反加甚，脉不静而反躁急，说明病变还在发展，在治疗时较前者困难些。

《素问·生气通天论》曰："阴平阳秘，精神乃治；阴阳离决，精气乃绝。"阴与阳是互相联系，互根互用。阴阳的正常关系被破坏，人体便产生病变。从脉与证的关系来说，也很明显。假使仅有尺脉的搏动，上不到关脉的，说明阴精已经衰绝于下，无力上升。或者仅有寸脉的搏动，下不到关脉的，说明阳气已经衰竭，无力下降。这两者都属于"阴阳离决"之象。假使脉沉伏又歇止，这说明脏腑真气都已衰绝，整个身体就有垮台的危险性。或者脉来浮散，重按则无，毫无根蒂，这是阳气已经接近衰绝，身体已经受到严重损害，医治起来就很困难了。

【临床举隅】

1. 中风

案例：患者，男，65岁，退休干部。高血压病史10年，药物控制在140/80mmHg。两年前患脑梗。现头晕膝软，失眠多梦，左目斜视，因两眼不能聚光而视物模糊，不能看书。左上肢凉，肌肉萎缩，不能书写，颤抖，口苦面红，舌红苔黄，脉弦数。

治则治法：平肝息风，清热活血。

处方用药：天麻钩藤饮加减（天麻、钩藤、石决明、山栀、黄芩、川牛膝、杜仲、益母草、桑寄生、夜交藤、朱茯神）。

2. 风伤于卫

案例：患者，男，19 岁。发热 5 天余，服中西药后烧退，现有轻度发热恶寒，头晕头痛，口苦咽干，腰痛身楚，动辄汗出，疲乏无力。舌正常，苔薄白，脉浮缓。

治则治法：辛凉解表。

处方用药：银翘散加减（连翘、金银花、薄荷、牛蒡子、荆芥穗、淡豆豉、竹叶、桔梗、生甘草）。

3. 寒伤于营

案例：患者，男，62 岁。支气管哮喘病史十余年，近日受凉后出现恶寒发热，无汗而喘，胸闷伴咳嗽，痰白稀薄而带沫，苔薄白，脉浮紧。

治则治法：散寒宣肺平喘。

处方用药：麻黄汤加减（麻黄、桂枝、杏仁、炙甘草）。

4. 暑伤于气

案例：患者，女，30 岁。8 月份来南方旅游时中暑，来诊时身热多汗，口渴心烦，小便短赤，体倦少气，精神不振，脉虚数。

治则治法：清暑益气，养阴生津。

处方用药：清暑益气汤加减（西洋参、石斛、麦冬、黄连、竹叶、荷梗、知母、甘草、粳米、西瓜翠衣）。

5. 湿伤于血

案例：患者，男，64 岁。类风湿关节炎病史 10 年，来诊时双手关节刺痛，局部变形，屈伸不利，手失捏握之能，酸楚重着，疼痛夜甚，舌苔白腻，脉涩。

治则治法：散寒除湿，活血止痛。

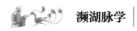

处方用药：小活络丸加减（川芎、草乌、天南星、地龙、乳香、没药）。

（三）饮食劳倦内伤脉象

【原文】

饮食内伤，气口①急②滑。劳倦内伤，脾脉大弱。欲知是气，下手脉沉。沉极则伏，涩弱久深。火郁多沉，滑痰紧食。气涩血芤，数火细湿。滑主多痰，弦主留饮③。热则滑数，寒则弦紧。浮滑兼风，沉滑兼气。食伤短疾，湿留濡细。

疟④脉自弦，弦数者热。弦迟者寒，代散者折⑤。泄泻下痢，沉小滑弱。实大浮洪，发热则恶⑥。呕吐反胃，浮滑者昌⑦。弦数紧涩，结肠⑧者亡。霍乱之候，脉代勿讶。厥逆⑨迟微，是则可怕。

咳嗽多浮，聚肺关胃⑩。沉紧小危，浮濡易治。喘急息肩⑪，浮滑者顺。沉涩肢寒，散脉逆证。

病热有火，洪数可医。沉微无火，无根⑫者危。骨蒸⑬发热，脉数而虚。热而涩小，必殒⑭其躯。劳极⑮诸虚，浮软微弱。土败⑯双弦，火炎急数。诸病失血，脉必见芤。缓小可喜，数大可忧。瘀血内蓄，却宜牢大。沉小涩微，反成其害。

【注释】

①气口：指寸口脉。

②急：紧。

③留饮：病证名，痰饮之一。饮邪久留不散的病证。因水饮潴留部位不同，出现相应症状。

④疟：病名，即疟疾。为疟邪侵入人体，潜伏于半表半里

的膜原部位，入与阴争则寒，出与阳争则热，故以寒热往来、休作有时为主要临床表现的疾病。

⑤折：折寿，此处指正气大亏。

⑥恶：指疾病加重，预后不良。

⑦昌：此处指病情减轻，预后良好。

⑧结肠：肠结，大便秘结之意。

⑨厥逆：病证名，指四肢厥冷。

⑩聚肺关胃：指咳嗽发病多与肺胃有关。

⑪喘急息肩：又称张口抬肩。指喘息急迫，呼吸困难，需抬举两肩来帮助呼吸。

⑫无根：根，指脉的根基。肾为先天之本，是人体脏腑组织功能活动的原动力。肾气足，反映于脉象必有根，沉以候肾，尺以候肾，尺脉沉取应指有力，为有根；尺部脉沉取无力，重按即绝为无根。

⑬骨蒸：指患者自觉热从骨髓中蒸发而出的疾病，多见于阴虚之证。

⑭殒：音 yǔn，死亡。

⑮劳极：指五劳六极。五劳指五种虚劳病。如《诸病源候论·虚劳候》云："即肺劳、肝劳、心劳、脾劳、肾劳。"《素问·宣明五气》云："五劳所伤，久视伤血，久卧伤气，久坐伤肉，久立伤骨，久行伤筋。"也指情志劳伤，如《诸病源候论·虚劳候》云："五劳者，一曰志劳，二曰思劳，三曰心劳，四曰忧劳，五曰瘦劳。"六极指气极、血极、筋极、骨极、肌极、精极，为诸虚百损之证。

⑯土败：脾脏五行属土，土败即指脾气衰败。

【译文】

若饮食不节，肠胃损伤，其脉象在寸口部有数而滑的表现。

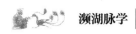

若长期或过度劳倦，脾气大伤，则右关部脾脉虚大或细弱。要想测知病位是否在气分，先观察下手之时脉象表现是否为沉脉。沉脉进一步发展，脉位继续变深，便是伏脉。若兼有涩弱，可知患病日久，病势深重了。若内火郁滞不能宣散外达，脉位多沉。脉滑主痰邪为患，脉紧主饮食损伤。涩脉主气虚或气滞等，芤脉主急性失血。脉数主火热甚，脉细兼湿邪。滑脉多见于痰湿内盛，弦脉多见于水饮内停。热则血行，故脉象滑数；寒性凝滞收引，感寒则经脉挛缩，脉象弦紧。脉象浮滑，为兼感风邪。脉象沉滑多兼有气滞。饮食所伤，则脉来短而疾。湿浊内停，则脉象软而细。

疟疾病在半表半里，属少阳经脉，脉象多弦急。弦兼数为有热，弦兼迟为有寒。疟疾中若出现代脉或散脉，多为正气衰败，病情严重。泄泻下痢的患者，脉象多见沉小滑弱。若脉象见实大浮洪，并兼有发热症状，则病情加重。出现呕吐反胃病证的患者，出现浮滑脉的，说明正气未衰，预后较好。若出现弦数紧涩的脉象，则说明经脉拘急，病情严重。若兼有腹痛大便不通，为胃气不降所引起，病情凶险。霍乱病出现代脉，不必惊讶。若发展到四肢寒凉，脉象迟微，最是可怕，这是阳气衰亡的表现。

咳嗽多属外感病，故脉浮。病邪聚集于肺部，但也与胃有一定关系。咳嗽病若见到沉紧的脉象，病情相对比较危险。若见浮濡脉，则病轻而易于治疗。喘息急促，甚至张口抬肩，若脉象浮滑，多病情较轻，预后良好。若脉象沉涩而兼见四肢寒冷，或见散脉者，说明正气大伤，病逆难治，预后不良。

各种热病若出现洪数之脉象，是脉证相应，易于治愈的。热病反出现沉微之脉象，则表明体内无实火；若见无根之脉象，则表明元气衰亡，病情危重。骨蒸发热多属于阴虚证，脉象多数而无力；若热势加重而脉象涩小，可见阴精亏损已极，有生命垂危之兆。五劳六极各种虚损的病证，脉象多见浮软微弱。若两手脉象均见弦脉，则为肝木旺而脾土弱之证；若见急数之脉，则为阴虚已极，虚热内扰之证。各种急性大量失血的病证，必然会出现芤脉。在失血过程中，若脉来缓小，脉证相应，为顺证。若出现数大脉，则病情加重，多为气随血脱，病情令人担忧。各种瘀血积蓄于体内的病证，多见牢大的脉象，表明正气尚旺。若脉象沉小涩微，为气血俱衰，危害更大。

【解析】

此部分主要论述了饮食劳倦所致内伤病的形成机制。最常见的内伤病，主要可分饮食和劳倦两种。饮食内伤主要包括饮食不节、饮食不洁和饮食偏嗜。饮食不节：过饥，饥不得食，渴不得饮，长期处于饥渴状态，水谷摄入不足，气血生化乏源，则易导致各种虚证，易感邪发病。过饱、饮食超量，或暴饮暴食，易伤脾胃肠，而致多病，在小儿最易酿成"疳积"。饮食不洁：易导致各种肠道感染性疾病、寄生虫病，甚或"食物中毒"。饮食偏嗜：若五味偏嗜，易导致五脏之气偏盛偏衰，而生多病。若寒热偏嗜，过寒易伤阳助湿，过烫易伤阴助热，均可导致多病。劳逸失度有过劳和过逸之分。过劳：劳力过度，易耗伤正气，"劳则气耗"，从而导致正气虚衰，除变生各种虚损之证外，还易感邪而多发病。劳神过度，最易劳伤心脾，而成心脾两虚之证。房劳太过，最易耗精伤肾，导致各种肾虚证，或使生殖功能减退，或使成人早衰。过逸：过度安闲，不劳动，不活动，"人逸则气滞"，既使气血流行不畅，又易导致脾胃功能减退，而变生多病。另外，凡情志变化、起居失调等损耗正气，以致出现乏力少气、懒于言语、表热自汗、心烦不安等症者，都可责之为劳倦。

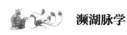

饮食劳倦内伤之证在病位上须分辨在气、在血，在病性上须辨痰、火、寒、湿等的不同。此处总结之脉象有利于临床病理脉象的灵活分析，但所提脉象的临床意义多为一般规律，具体病证还需结合其他诊法具体分析。

疟疾患者，多出现弦脉。但因疟疾邪伏膜原寒热不和的病变，在辨认弦脉的时候，首无要分辨它是弦数还是弦迟。弦而数为热邪盛，弦而迟为寒邪盛，这是疟疾的辨证要领。疟疾本来多为邪实证，所以出现弦迟、弦数一类的实脉，都是脉证相合的。如果突然出现了代脉或散脉，这是极虚的脉象，说明邪气还没有消除而正气已大衰了，是病情危重的象征。

泄泻和痢疾，都是胃肠功能虚损，传化失常，而后感风、湿、寒、热而致。若脉来沉小或滑弱，就是胃肠虚损的反映；如果脉来实大或浮数，甚至发热不退，说明病情发展迅速，正衰邪盛，危及生命。

呕吐或反胃，都是胃气上逆的反应。如脉来浮滑，证明精气还没有大伤，故预后良好。如脉来弦、数、紧、涩，甚至还肠结便秘，是气已大虚，津亦枯竭，而热邪犹未消退，预后较差。

霍乱，多为传染秽毒而成，表现为上吐下泻，急剧发作，以脉来洪大，手足温和为佳。即出现歇止的代脉，是脾胃功能紊乱，清浊不分，干扰脉气，脉气不相继续所致，不能因此惊讶而疑为死候。如见四肢厥冷，脉来迟弱，是阳气衰竭、寒邪太盛，说明病情危重。

咳嗽是由于肺气不清，失于宣肃，上逆作声而引起以咳嗽为其主要证候特征的疾病。《素问•咳论》云："五脏六腑皆令人咳，非独肺也。"这是说咳不止于肺。篇中全面论述五脏咳、六腑咳之后，总结全文时又强调"此皆聚于胃，关于肺"，这是说虽咳不止于肺,但咳却不离于肺。并指出:"皮毛者,肺之合也,皮毛先受邪气,邪气以从其合也。其寒饮食入胃,从肺脉上至于肺,则肺寒,肺寒则外内合邪,因而客之,则为肺咳。"将咳的病因病机主要概括为外有风寒所伤和内有寒饮停聚两个方面。因此浮是肺病常见的脉象。若咳嗽脉来沉小,是肺胃之气大伤;更兼紧象,说明肺中的邪气犹重,正虚邪实,预后不良。若脉来浮软,肺气虽然虚弱,但邪气并不严重,预后良好。清代陈修园《医学三字经》曰:"《内经》虽有五脏诸咳,而尤重者,在聚于胃,关于肺六字。"此六字,从调理后天之本脾胃,增强免疫力入手,对防治呼吸道疾病,"培土生金",也有重要指导意义。

喘息是由于外感或内伤导致肺失宣降,肺气上逆或气无所主,肾失摄纳,以致呼吸困难,甚则张口抬肩,鼻翼扇动,不能平卧等为主要临床特征的一种病证。若脉来浮滑,说明只是风痰滞于肺,肺气不能下降之故。若脉来沉涩而散,是肺气虚弱已极的反映。阳气大虚,四肢失去温养,则属逆证。

后段通过对火热、骨蒸、劳极三者不同的脉证进行分析,说明脉证相应多为顺证,脉证不符多为逆证。凡属火热的病变,邪热鼓动,血行加速,脉来洪数为实热内盛,热证热脉,便于治疗。如热病而见脉来沉微,当是虚热或假热,而不是实火。如果脉来散漫无根,更应当考虑到是否虚阳外脱,那就有危险性了。骨蒸发热,多属于肾阴虚损、阴虚阳亢。虚热内生,血行加速阳气亢奋,所以脉见虚(阴亏的反映)数(阳亢的表现)。若发热而脉来涩小,说明阴精枯竭,进一步发展"阴阳离决,精气乃绝"的地步,就有生命危险了。无论"五劳"和"六极"诸种虚证,都是由于阴精阳气虚损的病变,多见浮软、微软等虚脉,这是很容易理解的。若劳极病而见双手关脉都弦,

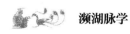

习惯称作"双弦"，脾胃机能又极其衰败的，这是肝阳亢盛损伤脾胃的结果。若劳极病而见脉来急数，这是阴虚至极，阳亢成火的必然反映。

芤（kōu）脉为浮大而软，按之中央空，两边实，即宽大而中间有空虚感的脉象。是脉管内血量减少，充盈度不足，紧张度低下的一种状态。多因血崩、呕血、外伤性大出血等突然出血过多之时，血量骤然减少，无以充脉，或因剧烈吐泻津液大伤，血液不得充养，阴血不能维系阳气，阳气浮散所致，故在失血证中见芤脉，是脉证相应。若失血证中反见脉来数大，说明邪热病变还在发展，还有出血的可能，应严加注意。

牢脉为脉来实大弦长，浮取、中取不应，沉取始得，坚牢不移，多因阴寒内实，疝气癥瘕所致。如果有瘀血停蓄在内，脉来牢大，实证实脉，脉证相应，仍属相宜。假使脉见沉、小、涩、微各种虚脉，那就是邪气既实阳气大虚，实证虚脉，攻补两难，病不易治。

【临床举隅】

1. 饮食不节，肠胃损伤

案例：患者，男，19岁。腹痛肠鸣，泻下粪便臭秽，泻后痛减，泻下伴有不消化食物，脘腹胀满，嗳腐吞酸，不思饮食，舌苔厚腻，寸脉滑数。

治则治法：消食导滞。

处方用药：保和丸加减（神曲、山楂、茯苓、半夏、陈皮、连翘、莱菔子）。

2. 劳倦内伤，脾脉大弱

案例：患者，男，58岁。壮年时劳累太过，脾胃虚弱，面黄体瘦，不思饮食，方食已即困欲卧，舌淡苔薄，右关脉虚。

治则治法：益气健脾。

处方用药：六君子汤加减（人参、白术、茯苓、甘草、陈皮、半夏）。

3.温疟

案例：患者，女，40岁。发热恶寒，高热不退，头痛剧烈，恶心呕吐，汗出不畅，头身酸痛，口渴引饮，便秘溲赤，舌质红绛，脉弦大滑数。

治则治法：清热益气生津。

处方用药：白虎加人参汤加减（知母、石膏、炙甘草、粳米、人参）。

4.寒湿泄泻

案例：患者，男，21岁。患急性肠胃炎来诊，肠鸣腹痛，泻下清稀，兼头痛，肢体酸痛，舌苔白腻，脉浮。

治则治法：解表散寒，利湿化浊。

处方用药：藿香正气散加减（大腹皮、白芷、紫苏、茯苓、半夏曲、白术、陈皮、厚朴、苦桔梗、藿香、甘草）。

5.风热咳嗽

案例：患者，女，25岁。外感发热后犯咳嗽，咳而不爽，咳痰稠黄，咽痛口渴，身热头痛，有汗恶风，舌苔黄，脉浮数。

治则治法：疏风清热宣肺。

处方用药：桑菊饮加减（桑叶、菊花、杏仁、连翘、薄荷、桔梗、甘草、芦根）。

6.骨蒸发热

案例：患者，女，30岁。既往有肺结核病史，近日频繁发作咳嗽，咳唾浊涎，咳声不扬，气急喘促，皮毛干枯，口渴鼻干，形体瘦削，骨蒸潮热，舌红而干，脉虚数。

治则治法：滋阴清热润肺。

处方用药：清燥救肺汤加减（桑叶、石膏、甘草、胡麻仁、阿胶、枇杷叶、人参、麦冬、杏仁）。

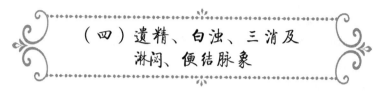

（四）遗精、白浊、三消及淋闷、便结脉象

【原文】

遗精白浊①，微涩而弱。火盛阴虚，芤濡洪数。

三消②之脉，浮大者生。细小微涩，形脱③可惊。

小便淋闷④，鼻头色黄。涩小无血，数大何妨。

大便燥结，须分气血。阳数而实，阴迟而涩。

【注释】

①白浊：病证名。指小便浑浊不清，色白如泔浆，或初尿不浑，留置稍长，沉淀呈积粉样的表现。多因膀胱湿热所致。

②三消：指消渴病中的上消、中消、下消三种。

③形脱：指形体消瘦。

④淋闷：闷，音 bì，同"闭"，也称"淋秘"，同现之"癃闭"。淋闷，病名。淋，小便涩痛，淋沥不爽。闷，闭塞不通。

【译文】

遗精病和白浊病，脉多微涩而无力。若火盛伤阴，则会出现芤、濡、洪、数等不同的脉象。

三消病证脉象多浮大，脉证相应，容易治疗。若脉象细小或微涩，并且身体消瘦，说明病情严重。

小便涩痛或小便不通的病证，同时鼻头色黄。若兼有脉象涩小的，为精血大伤；兼有脉象数大的，为湿热。脉证相应，危害不大。

大便燥结不通，辨证时必须分清病在气分，还是血分。病在气分的，属阳证，为高热伤津，脉实有力；病在血分的，属阴证，为阴血亏虚，脉迟而涩。

【解析】

本段简述了遗精、白浊、消渴、淋证、便秘等病证的脉象特征，提出从脉象区分寒热虚实证候，并对疾病的诊断预后进行了阐释。如遗精、白浊多由肾元亏损，或阴虚相火妄动所致，多为虚证，故多出现微涩而弱的虚脉。但遗精见阴虚火旺，或白浊见于湿热下注时，也可见到洪而芤或数而软的脉象。洪与数多是由于火旺的原因，芤与软则为精液虚竭的反映。

消渴病为多饮、多尿、多食及消瘦、疲乏、尿甜为主要特征的病证，也称"三消"。其中渴而多饮为上消，饥而多食为中消，饮而多尿为下消。此病基本病机为阴虚为本，燥热为标，所以脉来浮大，甚至数大，脉证相符的，故主生。如果出现了细、小、微、涩等虚脉，同时肌肉消瘦已经到了"脱形"的程度，说明精气耗散已经极为严重，故病重。

鼻头，亦称"准头"，根据《灵枢·五色》记载，鼻头属脾。黄色主脾虚，主湿盛。脾主运化水液，脾虚失于运化，湿浊内生又阻碍气机，均可导致淋和闷，所以脉来数大，是脉证相应，病属易治。相反脉来涩小，这是精血大伤，不能化津化气的重证。

【临床举隅】

1. 遗精

案例：患者，男，38 岁。夜梦遗精，阳事不举，临房精泄，尺脉芤。

治则治法：固涩精关。

处方用药：三才封髓丹加减（人参、天冬、熟地黄、黄柏、砂仁、甘草）。

2. 消渴病

案例：患者，男，67岁。糖尿病病史十年，口干舌燥，大渴引饮，随饮随渴，多饮亦渴，大便如常，小便频多，舌边尖红，脉大无力。

治则治法：清热润肺，益气生津。

处方用药：人参白虎汤加减（知母、石膏、甘草、粳米、人参）。

3. 小便赤涩

案例：患者，男，52岁。慢性前列腺炎，尿频尿急，溺时涩痛，淋沥不畅，尿色浑赤，小腹急满，口燥咽干，舌苔黄腻，脉滑数。

治则治法：清热泻火，利水通淋。

处方用药：八正散加减（车前子、瞿麦、萹蓄、滑石、山栀子、甘草、木通、大黄）。

4. 大便秘结

案例：患者，男，48岁。谵语潮热，大便秘结酸臭，胸腹痞满，舌苔黄，脉滑数。

治则治法：轻下热结，除满消痞。

处方用药：小承气汤加减（大黄、厚朴、枳实）。

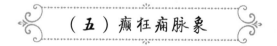

（五）癫狂痫脉象

【原文】

癫乃重阴①，狂乃重阳②。浮洪吉兆，沉急凶殃。

痫③脉宜虚，实急者恶。浮阳沉阴，滑痰数热。

【注释】

① 癫乃重阴：癫，病名，神乱的一种。表现为精神抑郁，表情淡漠，喃喃自语，甚则僵仆直视。重（chóng）阴：两种属于阴的性质重合于同一个事物上。在脉象上，尺部属阴，尺部出现沉涩而短之脉为重阴。

② 狂乃重阳：狂，病名，神乱的一种。为精神躁狂失常的病证。表现为狂躁易怒、喧扰不宁、打人毁物、不避亲疏、歌笑不休、衣被不敛、力逾常人、逾垣上屋等，属实证。重阳：两种属于阳的性质重合于同一个事物上。在脉象上，寸部属阳，寸部脉出现阳脉者为重阳。

③ 痫：病名。亦称癫痫，俗称"羊痫风"。发病时，患者会突然昏倒，四肢抽搐，口吐白沫，声似羊鸣，故得名。多因风痰随气上逆而扰乱心神所致。

【译文】

癫证多由阴气太盛所致；狂证多由阳气太盛所致。脉象浮洪是脉证相应，预后较好；脉象沉急是脉证不符，预后不良。

痫证属虚，脉象宜虚。如果脉象坚实弦急，为病势加重，不易治愈。脉浮为阳证；脉沉为阴证；脉滑为痰多；脉数为热盛。

【解析】

此段讲癫、狂、痫三病之脉象。癫、狂、痫是三种不同的神志异常疾病。癫与狂皆有语言、行为举止和意识失常三个方面的表现。其中癫的表现属抑郁性，多由痰浊阴邪太盛所致；狂属于亢奋性，多由火热阳邪太重，煎熬成痰，蒙蔽心窍，以致神志失常；痫则主要为阵发性意识障碍，猝然昏倒，不知人事。在发病症状方面，癫与狂皆是持续性的神志失常，非短时可复常；而痫则是突发性，短时可复常，然可不时复发。在证候性质方面，狂属阳热实证，多兼痰瘀；癫属阴证，或虚或实或虚实夹杂之证均可见及，多为痰湿蒙蔽心神，肝气抑郁之证；痫者，新病多实，久病渐虚，无论虚实，痰湿气郁互结，随风上扰，皆可见及。在病因方面，癫、狂、痫都有痰浊作祟。狂，痰多与火结；癫，痰多与寒结；痫则多痰湿互结。所以祛痰是三病共同的治则治法。癫与狂都是由于有实邪的存在，如脉来浮洪，则为实证实脉，病变单纯，易于治疗，故为吉兆；假使脉来沉急，说明病变已经深入，不易治疗，故为凶殃。痫主要为阵发性意识障碍，是心神虚弱，又为风痰所扰的病变。如见虚脉，仅为心气不足，风痰邪气并不太重，故为相宜；假使脉来实而急数，便说明风痰重，邪气盛，预后差。

【临床举隅】

1. 癫

案例：患者，女，42岁。患精神分裂症，现精神抑郁，表情淡默，不思饮食，多疑易惊，时悲时喜，失眠健忘，舌苔薄腻，脉沉细。

治则治法：健脾益气，养心安神。

处方用药：养心汤加减（黄芪、茯苓、茯神、半夏、当归、川芎、远志、辣桂、柏子仁、酸枣仁、五味子、人参、甘草）。

2. 狂

案例：患者，女，31岁。因长期夫妻不和，忿而成疾。现烦躁不寐，异常暴躁，骂詈毁物，新生幼儿亦弃之不顾。尤恶与夫见，见则恶语相向，撕打毁物。曾多处求医，服用大量镇静药，效不著，舌红苔白，脉沉滑数。

治则治法：清热解郁。

处方用药：新加升降散（僵蚕、蝉蜕、姜黄、大黄、栀子、豆豉、连翘、薄荷）。

3. 痫

案例：患者，男，36 岁。17 岁时被人打骂后情志过激，出现发作性口吐涎沫，两目上视，四肢抽搐，口中如有猪羊叫声。后间断性发作，约半年一次，每次发作持续时间较长。现神疲气短，纳少便溏，伴有胸闷呕恶，舌淡脉濡。

治则治法：健脾和胃。

处方用药：六君子汤加减（人参、白术、茯苓、炙甘草、陈皮、半夏）。

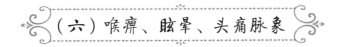

（六）喉痹、眩晕、头痛脉象

【原文】

喉痹①之脉，数热迟寒。缠喉②走马③，微伏则难。

诸风眩晕，有火有痰。左涩死血④，右大虚看。

头痛多弦，浮风紧寒。热洪湿细，缓滑厥痰⑤。

气虚弦软，血虚微涩。肾厥⑥弦坚，真痛⑦短涩。

【注释】

①喉痹：病名。痹，闭塞不通之意。以咽部红肿疼痛，或干燥、异物感，或咽痒不适，吞咽不利等为主要表现的疾病。

②缠喉：病名。又称"缠喉风"。属于喉风范畴。多因感受风热，肺胃素有积热，致风火相扇，蕴结而成。症见咽喉红肿疼痛，或肿疼连及胸前，项强而喉颈如蛇缠绕之状的病证。

③走马：病名。又称"走马喉风"。"走"即跑，逃跑之意。"走马"言其病势迅速之至。症见头痛身疼，面赤唇红，颈项肿痛，牙关紧闭，痰声如拽锯，声音嘶哑，饮食汤药阻隔不下。

④死血：瘀血。

⑤厥痰：痰厥，厥证之一。因痰盛气闭而引起的四肢厥冷，甚至昏厥的病证。

⑥肾厥：病名。指肾厥头痛。由肾气上逆所致，以头顶痛不可忍、四肢厥冷为主症。《普济本事方》卷二："治肾气不足，气逆上行，头痛不可忍，谓之肾厥。其脉举之则弦，按之石坚。"

⑦真痛：此处指"真头痛"，指头部出现的剧烈疼痛。出自《灵枢·厥病》："真头痛，头痛甚，脑心痛，手足寒至节，死不治。"

【译文】

喉痹的脉象有数有迟。数为热证，迟为寒证。缠喉风、走马喉风均是喉痹重证。若脉微或沉伏，必难治疗。

各种风病的头目眩晕，病因有火有痰。左手脉涩，多为瘀血；右手脉大，多为虚证。

头痛多为弦脉。脉浮者多为外感风邪，脉紧者多为外感寒邪。属热者则脉洪，有湿者则脉细。脉象缓而滑者，多为气虚夹痰。

气虚者多弦而无力；血虚则脉微而涩。肾气厥逆脉象弦而坚实，头痛剧烈者脉多短涩。

【解析】

此部分讲喉痹、眩晕、头痛三病之脉象。

喉痹，即喉中闭塞不通。主要症状为咽喉肿痛、面赤腮肿，甚则漫肿及颈项，汤水难咽。多由阴火内盛，又感邪气所致。其中喉连项肿大，项部及喉内部红肿，喉部发紧、发麻、发痒，痰鸣气壅，手指发青，手心壮热，发热恶寒，甚至手足厥冷为缠喉风，多为情志先伤，再感风热邪毒而成。若发病发展迅速者称"走马喉痹"，多由肝脾火郁所致。此二者皆为风火痰热上涌，脉宜浮洪或浮滑，脉若出现微伏，说明精气枯竭，毒势蔓延，故属难治。

眩晕，即头目昏眩或晕厥，或精气虚损或痰火上攻所致。若属痰的脉来滑实，属火的脉来洪数。若左手脉涩，多为瘀血；右手脉来虚大，多属于气虚。

大凡疼痛，经脉往往变得拘急，故头痛病多见弦脉。若头痛有抽掣感，恶风出汗头痛者，多见脉来见浮，多属外感风邪。若头痛发紧，恶寒无汗，多见紧脉，多属外感寒邪。若头痛兼双耳及额部胀痛，且恶热，多见洪脉，属热病。若头部感觉沉重，遇着阴雨更甚，多见细脉，多属湿病。若头部空痛，汗出恶热，脉多缓弱，多为暑病。若头昏重而心烦欲吐，兼滑脉，多为痰病。若头痛绵绵，遇劳加重，脉来弦软，多为气虚。若头痛连项，常发生惊惕，脉来微涩，多为血虚。若头顶痛不可忍，四肢厥冷，且脉来弦坚，多为肾气厥逆。若头痛剧烈难忍，脉来短涩，多为真头痛。临床当脉症相参，详细辨证。

【临床举隅】

1. 喉痹

案例：患者，女，25 岁。发热 3 天，烧退后出现身热头痛，心烦口渴，喉痒而痛，音哑喉燥，呛咳气逆，舌红口干，脉细数。

治则治法：清燥润肺，养阴益气。

处方用药：清燥救肺汤加减（桑叶、石膏、甘草、胡麻仁、真阿胶、枇杷叶、人参、麦冬、杏仁）。

2. 眩晕

案例：患者，女，62 岁。腔隙性脑梗死病史 5 年，反复发作头晕头痛，经久不愈，缠绵不已，青筋暴露，舌质紫黯，左脉涩。

治则治法：活血化瘀，通窍活络。

处方用药：通窍活血汤加减（赤芍、川芎、桃仁、大枣、红花、老葱、鲜姜、麝香）。

3. 头痛

案例：患者，男，46岁。头痛如裂，胸膈痞闷，恶心呕吐，口吐清涎，舌苔白腻，脉弦滑。

治则治法：化痰和中。

处方用药：半夏白术天麻汤加减（半夏、天麻、茯苓、橘红、白术、甘草）。

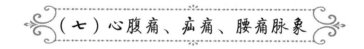

（七）心腹痛、疝痛、腰痛脉象

【原文】

心腹之痛①，其类有九。细迟从吉，浮大延久。

疝气弦急，积聚在里。牢急者生，弱急者死。

腰痛之脉，多沉而弦。兼浮者风，兼紧者寒。

弦滑痰饮，濡细肾着②。大乃肾虚，沉实闪䏃③。

【注释】

① 心腹之痛：心，指胃之上脘部，即胃脘痛。心腹之痛，清代高学山曰："心痛者，谓当心而痛，非心脏之中自痛也。"

② 肾着：古病名，见《金匮要略·五脏风寒积聚病脉证并治》。多由肾虚寒湿内著所致。症见腰部冷痛重着，转侧不利，虽静卧也不减，遇阴雨则加重。

③ 䏃：音 nà，肥软之意。此处指腰部肌肉迟纵，不能俯仰及动摇转侧。

【译文】

心腹部疼痛，共有九种。脉细迟的预后较好，脉浮大的病情难愈。

疝气病，脉多弦急，为体内积聚在内所致。脉象牢急者，易于治愈；脉细弱而数的，则为难医。

腰痛的脉象，多见沉弦。若为浮弦的，则为风邪为患；兼紧脉，为感受寒邪。沉紧为内寒，浮紧为外寒。脉象弦滑者，多兼有痰饮；脉象濡细者，多为寒湿所致的肾着；脉大无力者，为肾虚；脉沉实者，为腰部闪挫外伤。

【解析】

中医学的心（腹）痛，常指胃脘痛而言。心，作"中"字解，胃脘在人体中央，所以胃脘痛叫作心腹痛。《张氏医通·诸痛门》认为九种心腹痛分别为：一为饮痛，痛而腹鸣，胀满食减，足跗水肿；二为食痛，痛而痞闷，吐逆吞酸，嗳气酸腐；三为冷痛，痛而腹冷，刺痛，四肢清冷；四为热痛，痛而胸热欲呕，心烦而渴，大便秘结；五为气痛，痛而胀满，游走不定，时作时止；六为血痛，痛而腹中有积块，牵引两胁部；七为虫痛，痛中腹中呈索状物，痛止即散，甚至吐出蛔虫，或大便中有虫；八为悸痛，痛而脐上悸动，劳动即发，头面发赤而下重；九为疰痛，痛而神昏卒倒，错愦妄言，甚至口噤。以上之九种心腹痛，如脉来细迟，说明正虚但邪不盛，可望速愈。如脉来浮大，说明正虚，邪气亦深重，迁延难愈。

疝气病多因寒湿郁滞，阻塞经脉血络，故其脉多弦而紧急有力。如脉见牢急，说明阴寒实邪太盛，用温经散寒之法便可治愈。如脉来弱中带急，说明阳气既已大虚，寒湿阴邪又盛，病属难治。

腰痛的成因，多由肾元阴元阳不足，又感风、寒、湿、痰

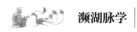

邪，阻滞经络所致。腰痛多因内伤不足，故脉来多沉；因疼痛，
故脉弦。若腰痛而左右两侧牵连，脚膝部发生拘急，脉浮，属
于风邪。若腰痛而足冷背强拘急，脉紧，属于寒邪。若腰痛而
痰多，皮肤苍黄的，脉弦滑，属于痰饮。若腰痛而发沉，下肢
浮肿的，脉软细，为肾着。若腰痛隐隐，乏力酸软，脉虚大，
属肾虚。若痛而不能俯仰转侧，脉见沉实，多属闪挫外伤。

【临床举隅】

1. 腹痛

案例：患者，女，31岁。产后少腹绵绵作痛，得热痛减，
头晕耳鸣，恶露淡红，无血块，面部指甲无血色，舌质淡红，
脉细迟。

治则治法：温中补虚，祛寒止痛。

处方用药：当归生姜羊肉汤（当归、生姜、羊肉）。

2. 疝气

案例：患者，男，18岁。阴囊肿胀偏痛，少腹结滞不舒，
缓急无时，劳动过度而发，西医诊为腹股沟疝，舌淡苔薄，
脉弦。

治则治法：疏肝理气。

处方用药：天台乌药散（天台乌药、木香、小茴香、青皮、
高良姜、槟榔、川楝子、巴豆）。

3. 腰痛

案例：患者，男，45岁。腰肌劳损，腰部冷痛重着，阴雨
天加重，静卧痛不减，舌苔腻，脉沉。

治则治法：温经通络，散寒除湿。

处方用药：肾着汤加减（炙甘草、炮干姜、茯苓、白术）。

（八）脚气、痿病、痹病脉象

【原文】

脚气①有四，迟寒数热。浮滑者风，濡细者湿。

痿病②肺虚，脉多微缓。或涩或紧，或细或濡。

风寒湿气，合而为痹③。浮涩而紧，三脉④乃备。

【注释】

①脚气：病名，古名缓风，又称脚弱。症见脚腿麻木、酸痛，软弱无力，进而入腹攻心，小腹不仁，呕吐不食，心悸，胸闷，神志恍惚。因症先起于腿脚，故名。因外感湿气风毒，或饮食厚味所伤，积湿生热，流注于脚而成。

②痿病：病名。以四肢筋脉弛缓，软弱无力，日久不用，渐至肌肉萎缩，不能随意运动为主要表现的疾病。多因肺胃津伤，肝肾亏损，湿热浸淫所致。

③痹：病名。多由正气不足，又感受风、寒、湿三种邪气，引起肢体关节疼痛、肿大、麻木等症状的一类疾病。

④三脉：指上文所提之"浮、涩、紧"三脉。

【译文】

脚气病分为四种。脉迟为寒证；脉数为热证；脉浮滑为风邪；脉濡细为湿阻。

痿病多因肺虚所引起，脉象多见微缓，或兼涩、紧、细、濡脉等。

风、寒、湿三种邪气同时侵袭人体，留滞肢体关节，以致气血运行不畅而引起痹证，其脉象多为浮、涩、紧三种并见。

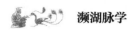

【解析】

诊脉时应多分析脉症出现的机制，从而分清证候，明辨预后。如脚气病，为寒湿或湿热等侵袭足胫而成。故可根据病机分析：寒湿邪盛则脉来见迟；热湿邪盛则脉来见数；风湿邪盛则脉来浮滑；湿邪盛则脉来软细。如痿病，因肺胃燥热，精气两伤，故脉来多微弱而迟缓。痹病发病气血亏损在先，风、寒、湿三种病邪壅塞经络在后，故其脉象以浮、涩、紧三种最为常见。因涩是气血不足的表现，浮紧是风、寒、湿邪痹着于经脉的反映。

痹并不等同于当今之关节炎。因为"痹"所包括的病证范围极广，关节炎仅是其中之一。《素问·痹论》原文所论的皮痹、脉痹、筋痹、肉痹、骨痹等习称五体痹，心痹、肺痹、肠痹、胞痹等习称五脏痹、六腑痹。从临床实践所见，"痹"包括了形体、脏腑在内的全身性多系统的许多病证。如原文所论的行痹、痛痹、着痹，除包括骨骼、运动系统的关节炎病外，还包括了属神经系统疾病的多发性神经炎，属胶原系统疾病的硬皮病等。又如心痹亦不是专指当今之冠心病，尚包括风心病、肺心病等在内。因此，凡使用中西医学的名词、术语等，不能简单地生搬硬套，对号入座，而应认真研究，全面理解，方能正确运用，而不致以偏概全。

【临床举隅】

1. 脚气

案例：患者，男，42岁。患脚气病多年，足胫重着肿大，足丫糜烂，痛不可忍，活动不便，大便不利，苔白腻，脉濡细。

治则治法：行气降浊，温化寒湿。

处方用药：鸡鸣散加减（槟榔、陈皮、木瓜、吴茱萸、桔梗、生姜、紫苏茎叶）。

2. 行痹

案例：患者，女，52岁。关节疼痛，游走不定，屈伸不利，舌苔薄腻，脉浮紧。

治则治法：祛风除湿，温经散寒。

处方用药：防风汤加减（防风、当归、赤茯苓、杏仁、黄芩、秦艽、麻黄、葛根、甘草）。

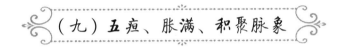

（九）五疸、胀满、积聚脉象

【原文】

五疸①实热，脉必洪数。涩微属虚，切忌发渴。脉得诸沉，责其有水。浮气与风，沉石或里。沉数为阳，沉迟为阴。浮大出厄②，虚小可惊。

胀满脉弦，土制于木。湿热数洪，阴寒迟弱。浮为虚满，紧则中实。浮大可治，虚小危极。

五脏为积③，六腑为聚④。实强者生，沉细者死。中恶⑤腹胀，紧细者生。脉若浮大，邪气已深。

【注释】

①五疸：病名。疸，黄疸，以面目一身俱黄为主症。《金匮要略·黄疸病脉证并治》将黄疸按临床表现不同，分为五种，即黄疸、谷疸、酒疸、女劳疸、黑疸，后世称为五疸。

②厄：音è，困苦、灾难。

③积：指腹内有形结块，固定不移，痛有定处，病在血分，是为脏病。

④聚：腹内无形包块，聚散无常，痛无定处，病在气分，是为腑病。

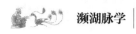

⑤中恶：古病名，又称客忤、卒忤。见《肘后备急方》。原本指中邪恶鬼祟致病。该处是指感受秽毒或不正之气，突然厥逆，不省人事。

【译文】

疸病有五种，多属实热，脉象必为洪数脉。若脉象涩微者，为虚寒。若出现口渴，则病重难治。水肿病脉象多沉。若脉象浮者，多为风邪外袭引起的风水相搏；若脉象沉者，多因水湿在里。脉沉数者，为阳水；脉沉迟者，为阴水；脉浮大者，是病势好转，脱离危险；脉虚小者，是正气亏虚，难以治愈，为病重的表现。

病胀满，脉象多弦，是肝木乘脾土之故。脉象数洪者，属湿热蕴结；脉象迟弱者，属阴寒内盛；脉象浮者，为虚满；脉象紧者，为腹中有实滞。总之，胀满病脉象浮大者，病轻可治；脉象虚小者，病危难治。

积病在五脏，聚病在六腑。脉象实强者，病轻易治；脉象沉细者，病重难治。中恶出现腹胀，脉象紧细者，正气未败，病轻尚有生机。若脉象浮大者，是正气衰败，邪气深重。

【解析】

疸病，多因湿热蕴积，胆汁与胃中的湿浊合并，熏蒸郁遏，不能发越所致。这种湿热属于实邪，所以常出现洪数的实脉。如脉来涩微，是精气两虚的表现；如见发渴不止，是热邪盛而精液枯竭，邪盛正衰，病变恶化之象。

《金匮要略·黄疸病脉证并治》把疸病分五类。一为黄疸：皮肤呈鲜明的黄色，两眼和小便都发黄发热，这是属于热盛的病变。二为酒疸：身黄而心烦欲吐，腹胀满，小便不利，为酒湿毒气郁蒸而成。三为谷疸：身黄而腹满不欲食，食即头眩，小便不利，由饮食停滞，胃中浊气郁积而成。四为女劳疸：身黄，头额部现黑色，大便亦色黑，手足心灼热，到晚上热更显著，因房事过度，有瘀血蓄积而成。五为黑疸：身黄目青，头面部全呈黑色，大便黑，心中烦热，肌肉麻痹，多由酒疸或女劳疸误治而来。以上之五疸，病机主症不同，因此脉象也应各有所异，临床当详辨。

水肿多因肺、脾、肾三脏功能虚损或失调，或水湿阴邪太盛，不能正常流行，以致水溢肌肤的病证。所以多出现阴邪盛的沉脉。下文中提到的气水、风水、石水、里水等都属于古代水肿中"十水"的范畴。"十水"的具体内容在《中藏经·论水肿脉证生死》《诸病源候论·水肿病诸候》《三因极一病证方论》中都有记载，但内容不尽相同。若水肿而脉见浮，多属"气水"或"风水"。其中气水肿表现为皮厚色苍，自上而下，一身都肿。风水肿表现为面目肿大，骨节疼痛，身发沉，恶风出汗。若水肿见脉沉则多见于"石水"和"里水"。其中石水肿表现为脐以下少腹肿硬如石，扣之有声。里水肿表现为面目和周身肿，发黄，小便不利。总体来讲，脉沉而数多见于阳水，症见身肿烦渴，小便赤涩，大便秘结。脉沉而迟多见于阴水，症见遍身浮肿，大便稀溏，小便短少。一般说来，水肿病以脉来浮大较佳，因实证实脉，邪实正未衰，容易治疗。如脉来虚小，是实证见虚脉，邪盛正衰，预后不佳。

胀满病，多因肝气郁滞，影响脾胃功能，不能运化水谷精微，以致湿浊邪气积聚而成，多数是"肝强脾弱"的病变，所以脉弦。由于邪气不同，故临床症状不同，因此脉象各异。如湿热内蕴，浊气滞留胸腹而发胀满者，脉来多数洪；若阳气大虚，阴寒邪气积而不散而发胀满者，脉来多迟弱；若胀满兼见小便淡黄，大便溏薄，色泽枯槁，神倦懒言者多为虚胀，多脉来浮细；胀满见大便秘结，气逆喘促者为实胀，多见紧脉。

积聚指腹内结块，伴有胀痛为主要特征的病证。又称癖块、疢癖、痞块。一般积为脏病，属血分，病程长，病情重，且腹块有形，痛有定处。聚为腑病，属气分，病程短，病情轻，腹中结块无形，时聚时散，痛无定处。其多由情志不舒，饮食不节，起居失宜，导致肝气郁结，气滞血瘀；脾失健运，食滞痰阻而引起。因此，积聚而脉来实强的，是正气还没有完全衰败，病变较轻；积聚而脉来沉细，说明正气虚损已极，这种病变就较为急剧了。中恶而见腹胀，脉来紧细，说明正气虽衰，邪气不盛，容易回苏。若脉来浮大，是邪气已经深入的表现，病情比较严重了。

【临床举隅】

1. 黄疸

案例：患者，女，42岁。面目全身悉黄如烟熏，大便稀溏，胸闷不饥，口不渴，身冷喜静，舌苔润滑，脉沉迟。

治则治法：健脾和胃，温化寒湿。

处方用药：茵陈术附汤加减（茵陈、白术、附子、干姜、甘草、肉桂）。

2. 胀满

案例：患者，男，56岁。胃痛隐隐，胀满喜按，右关脉细。

治则治法：健脾和胃。

处方用药：香砂六君子汤加减（人参、白术、茯苓、甘草、陈皮、半夏、砂仁、木香）。

3. 积聚

案例：患者，男，49岁。脾胃宿冷，腹胁胀痛，呕逆恶心，积聚软而不坚，固着不移，胀多于痛，脉实有力。

治则治法：理气活血，化痰消积。

处方用药：五积散加减（白芷、枳壳、麻黄、苍术、干姜、桔梗、厚朴、甘草、茯苓、当归、肉桂、川芎、芍药、半夏、陈皮）。

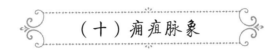

（十）痈疽脉象

【原文】

痈①疽②浮散，恶寒发热。若有痛处，痈疽所发。脉数发热，而痛者阳。不数不热，不疼阴疮③。未溃痈疽，不怕洪大。已溃痈疽，洪大可怕。

肺痈④已成，寸数而实。肺痿⑤之形，数而无力。肺痈色白，脉宜短涩。不宜浮大，唾糊呕血。

肠痈⑥实热，滑数可知。数而不热，关脉芤虚。微涩而紧，未脓当下。紧数脓成，切不可下。

【注释】

①痈：病名。指发生于体表皮肉之间的急性化脓性疾病。症见红肿高起，根盘紧束，灼热疼痛。多因温热火毒内蕴，气血瘀滞，热盛肉腐而成。

②疽：病名。属外科疮疡，有头疽和无头疽的统称。症见漫肿无头，肤色不变，不热少痛。多由气血虚而寒痰凝滞，或五脏风毒积热，攻注于肌肉所致。

③阴疮：阴证之疮疡，并非妇人之"阴疮"或"阴蚀"。

④肺痈：病名。临床以发热、咳嗽、胸痛、咳吐腥臭脓血痰为特征的疾病。主要是由风热邪毒袭肺，热壅血瘀，导致血败肺溃肉腐，而成痈脓的疾病。

⑤肺痿：病名。表现为咳嗽，吐黏稠涎沫，咳声不扬，动则气喘，口干咽燥，形体消瘦，或见潮热，甚则皮毛干枯，舌

干红，脉虚数。由多种肺部慢性疾患后期肺叶痿弱不用所致。

⑥肠痈：病名。属内痈范畴，表现为转移性右下腹痛。常因饮食不节，湿热内阻，致败血浊气壅遏于阑门而引起的肠道痈肿。

【译文】

痈疽多见浮、散脉，并兼有恶寒发热的症状，若局部有明显的疼痛，这就是痈疽所发生的部位。痈疽脉数而有发热、疼痛者为阳证；脉不数，不发热，无疼痛者，为阴证的疮疡。没有破溃的痈疽，脉象洪大的，为脉症相合，病情不重。痈疽破溃之后，脓血已出，脉仍洪大者，多为邪气未尽、正气耗损，病情较重。

肺痈发生时，寸部脉数而坚实有力。肺痿的脉象多数而无力。肺痈病出现面色发白时，脉象宜短而涩，不宜浮大，否则可能出现咳唾黏稠痰，或呕吐脓血。

肠痈属实热证，脉象应滑数。若脉象数而无力，则非实热证，此时关部会出现芤脉或虚脉。肠痈病若出现微涩而紧的脉象，提示尚未成脓，应当采用攻下的治法。当脉象已变为紧数脉时，则提示已成脓，切不可采用攻下的治法。

【解析】

痈疽为常见皮肤疮疡。其中痈为胃中热毒蕴结，血液壅塞腐败而成。往往表现为发病局部高肿、色红、热烫、疼痛，皮很薄润，易化脓，易收敛，属阳证；疽为疮毒蕴结在脏，渐次侵及肌肉、筋骨等组织，虽然也可腐化为热，但热不盛，故发疽局部皮厚而坚，无红肿热痛，或红肿热痛均不甚，属阴证。在临床上，一般又把较大的疮疡统称痈疽。痈疽初期，正虚感受外邪，故多脉来浮散，且恶寒发热。若此时局部有刺痛，很可能就是痈疽发生的地方。痈疽发展过程中，若发热肿痛而脉数，这是属于热邪盛的阳证；相反，若既不发热，又不疼痛，脉亦不数，这是属于寒邪盛的阴证。还没溃脓的痈疽，而脉来洪大，这也是阳证，说明很快就要溃脓了，溃脓而愈；若脓成已溃，仍现洪大脉，说明疮毒未除而气血已伤，应及时重用清热解毒、托里调中之法。

肺痈多因痰涎垢腻蕴结成热、熏灼肺脏所致。如痈疡已成，必因热毒内盛，故寸脉多数而实；肺痿，多因脾胃津伤，不能养肺，以致肺脏枯燥，故脉来虽数，却是无力的。患肺痈而面色㿠白，同样是气血极虚的表现，故以脉来短涩为宜。

肠痈多为湿热或瘀血郁积肠内而成，故脉来滑数，这属实证。如果不是实热，虽见数脉，也往往是数而无力，这是痈疡溃脓、血液耗散的缘故，甚至会在关部芤脉。肠痈而见脉微涩而紧，微涩脉虽属虚象，但紧脉却是湿浊凝滞的象征，可以趁它还没有成脓的时候，用温通轻泻的方法，下其湿浊，如通肠饮之类。如脉来紧数，是已经溃脓的信号，只可以采用托里透脓之法。

【临床举隅】

1. 痈

案例：患者，男，40 岁。小腿外侧痈肿疼痛，按之则痛更甚，热甚灼手，苔黄，脉洪大数。

治则治法：托毒溃脓。

处方用药：透脓散加减（黄芪、山甲、川芎、当归、皂角刺）。

2. 肺痿

案例：患者，男，45 岁。咳唾浊涎，咳声不扬，气急喘促，皮毛干枯，口渴鼻干，形体瘦削，舌红而干，脉虚数。

治则治法：滋阴清热润肺。

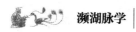

处方用药：麦门冬汤加减（麦冬、半夏、人参、甘草、粳米、大枣）。

3. 肠痈

案例：患者，男，31岁。上腹及脐周阵发性疼痛，速及局限于右下腹天枢穴处，变为持续性疼痛，下肢不能屈伸，兼寒热，呕吐食少，便结溲赤，脉芤。

治则治法：祛瘀泻下。

处方用药：大黄牡丹皮汤加减（大黄、牡丹皮、桃仁、冬瓜子、芒硝）。

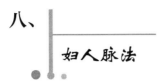

八、
妇人脉法

【原文】

妇人之脉，以血为本。血旺易胎①，气旺难孕。少阴②动甚，谓之有子。尺脉滑利，妊娠可喜。滑疾不③散，胎必三月。但疾不散，五月可别。左疾为男，右疾为女。女腹如箕④，男腹如釜⑤。欲产之脉，其主离经⑥。水⑦下乃产，未下勿惊。新产之脉，缓滑为吉。实大弦牢，有证则逆。

【注释】

①易胎：指容易受孕。

②少阴：指经脉名称，即手少阴心经。出自《素问·平人气象论》曰："妇人手少阴脉动其者，妊子也。"

③不：疑为"而"。《脉经》云"脉滑疾，重以手按之散者，胎已三月"，可参。

④箕：指簸箕。此处用以形容孕妇腹部形状圆而宽平，形如簸箕。

⑤釜：音 fǔ，古代的锅。此处用以形容孕妇的腹部形状圆而凸，形如锅底。

⑥离经：指孕妇临产期脉象出现不同于以往平时的脉象。

⑦水：羊水，为养胎之水。即指羊膜腔内的液体。

【译文】

妇人以血为根本。血气旺盛的人，容易受孕；阳气旺而气血不足的人，难以受孕。妇人少阴之脉搏动明显而滑利的，为已妊娠之象。尺部脉滑利的，表现气血旺盛，可见于妊振有喜之脉。孕妇脉滑速流利而略带散软的，多为怀孕已经三个月；若脉来去速而不散，仍很滑利，以此可知已怀孕五个月了。孕妇左脉疾数为男胎；右脉疾数为女胎。有女胎的孕妇腹部如簸箕底般的隆起，形状圆而宽；有男胎的孕妇腹部如锅底般的突出，其状尖圆。临产之时，其至数与常人不同。如果见到羊水流下，是即将生产了；在没有羊水流下时，是产时未到，不必惊慌紧张。生产之后，以缓而滑利为吉。若见到实、大、弦、牢等脉象，同时还有不适感，便为逆证。

【解析】

此段叙述了妇人脉象的生理基础，可测知胎儿性别的脉象，以及临产或产后的脉象顺逆。诊察妇人的脉象，最基本的是要从营血的虚、实、寒、热几方面来分辨。人体内的气和血都很重要，但妇人的营血比起男子来尤为重要。所以对于妇女营血的生理和病理变化的认识，在临床上更有特殊的意义。如妇人营血旺盛，便容易受精成胎；如阴血偏虚，便难受孕；而阳气偏旺，更足以伤精。然脉诊验孕，甚至验孕之男女都应该四诊合参，甚至应问清月经史、停经情况，或夫妻生活等。如《濒湖脉学》序中所言："世之医病两家，咸以脉为首务。不知脉乃四诊之末，谓之巧者尔，上士欲会其全。非备四诊不可。"切不可只凭"少阴动甚，谓之有子""左疾为男，右疾为女，女腹如箕，男腹如釜"等妄判。

【临床举隅】

1. 不孕

案例：患者，女，30岁。婚后四年未孕，平素月经先后不定期，来时两胁作痛，头痛目眩，口燥咽干，神疲食少，乳房胀痛明显，脉弦而虚。

治则治法：疏肝健脾养血。

处方用药：逍遥散加减（柴胡、当归、茯苓、白芍、白术、甘草、生姜、薄荷）。

2. 临产先兆

案例：患者，女，28 岁。怀孕九月，并无其他痛苦，脉散。中指第三节之两侧至指尖亦有脉动。

治则治法：安胎保产。

处方用药：泰山磐石散加减（人参、黄芪、当归、续断、黄芩、川芎、白术、熟地黄、炙甘草、砂仁、糯米）。

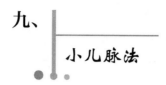

九、

小儿脉法

【原文】

小儿之脉，七至^①为平。更察色证，与虎口纹^②。

【注释】

① 七至：脉搏一息跳动七次。

② 虎口纹：指小儿食指络脉，又称小儿指纹。

【译文】

小儿的脉象，以一息七至为正常。诊小儿病时，除诊脉以外，更重要的是观察气色变化、症状表现，以及小儿指纹形态和颜色。

【解析】

诊小儿脉用一指定三关，即只用一个指头，遍诊寸、关、尺三个部位。小儿脉的搏动较成年人为快，三至五岁以下一呼一吸脉来七至，便算是正常的。八九至为有热，四五至为有寒。小儿脉法相对简单，只须分辨出强、弱、缓、急。强为实，弱为虚，缓为正，急为邪。

对于 3 岁以内的婴幼儿，往往以望指纹代脉诊，观察小儿示（食）指掌侧前缘浅表脉络（小血管）的形色、位置变化来诊察病情的方法。该法源于《灵枢·经脉》诊鱼际络脉法，始见于唐代王超《水镜图诀》。小儿示（食）指按指节分为三关：示（食）指第一节（掌横纹至第二节横纹间）为"风关"；中间一节为"气关"；示（食）指指端一节为"命关"。正常指纹隐现于"风关"之内，若纹线逐渐向"气关""命关"发展，则提示病情逐渐加重，故有三关测轻重之说。指纹浮显，提示病邪在表；指纹沉隐，提示病邪在里，故有浮沉分表里之说。指纹色鲜红，提示外感风寒；纹色紫红，则提示为里热，故有红紫辨寒热之说。纹色浅淡色白，多提示脾虚，气血不足，而纹色深黯滞者，多提示为实证，又有"淡滞定虚实"之说。

除切脉以外，还可以观察小儿的面色，诊察面部颜色首当知道"常色"的特点是明润、含蓄。知常而达变。还要知道"五色主病"的要点所在。如青色的多是惊风证候；红色的多是大热证候；黄色的多是伤脾伤湿伤食的证候；白色的多是虚寒证候；黑色的多属疼痛，而且病多危恶。此外，前人在长期的临床实践中从小儿面部气色的变化便可测知疾病的新久和预后。如气色光泽，五色鲜明的多是新病，证多轻而易治；气色沉暗，五色晦浊，证多重而难疗。临床应根据实际情况多种诊法合参。

【临床举隅】

小儿感冒

案例：患者，男，3 岁。发热汗出，微恶风，咳嗽，面红，脉浮数，示指指纹浮显，隐现于"风关"之内，纹色发红。

治则治法：辛凉解表，疏风清热。

处方用药：桑菊饮加减（桑叶、菊花、杏仁、连翘、薄荷、苦桔梗、甘草、芦根）。

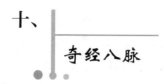

十、

奇经八脉

【原文】

奇经八脉^①，其诊又别。直上直下^②，浮则为督。牢则为冲，紧则任脉。寸左右弹^③，阳跷可决。尺左右弹^④，阴跷可别。关左右弹^⑤，带脉当诀。尺外斜上^⑥，至寸^⑦阴维。尺内斜上^⑧，至寸阳维。

督脉为病，脊强^⑨癫痫^⑩。任脉为病，七疝^⑪瘕坚^⑫。冲脉为病，逆气里急^⑬。带主带下，脐痛精失。阳维寒热，目眩僵仆^⑭。阴维心痛，胸胁刺筑^⑮。阳跷为病，阳缓^⑯阴急^⑰。阴跷为病，阴缓阳急。癫痫瘛疭^⑱，寒热恍惚。八脉脉证，各有所属。

【注释】

① 奇经八脉：奇者，异也。奇经是指经脉系统中异于十二正经的八条经脉。包括督脉、任脉、冲脉、带脉、阴跷脉、阳跷脉、阴维脉、阳维脉。

② 直上直下：指寸关尺三部脉体端直，有弦实之感。

③ 寸左右弹：指寸口脉紧，左右弹手，应指明显。

④ 尺左右弹：指尺部脉紧，左右弹手，应指明显。

⑤ 关左右弹：指关部脉紧，左右弹手，应指明显。

⑥ 尺外斜上：从尺部外侧（大指侧）斜上至寸部。

⑦ 至寸：达到寸部。

⑧ 尺内斜上：从尺部内侧（小指侧）斜上至寸部。

⑨ 脊强：颈项、脊柱强直。

⑩ 癫痫：病名，可分为癫病和痫病。癫为精神错乱的一种疾病，举止失常。痫是一种发作性神志异常的疾病，俗称"羊痫风"。

⑪ 七疝：疝病的七种类型，泛指体腔内容物向外突出引发疼痛等病证。历代著作对于疝病分类都不尽相同。如《儒门事亲》中记载七疝为：水疝、狐疝、气疝、血疝、寒疝、癫疝、筋疝七种；《素问·注证发微》之七疝为：狐疝、㿉（tuí）疝、心疝、肝疝、脾疝、肺疝、肾疝。

⑫ 瘕坚：指腹腔内的积块。

⑬ 逆气里急：指气逆上冲，心腹急痛。

⑭ 僵仆：突然昏倒，不省人事，身体僵直。

⑮ 胸胁刺筑：筑，跳动、悸动不安。指胸胁刺痛，心中悸动不安。

⑯ 缓：指经脉弛缓。

⑰ 急：指经脉拘急。

⑱ 瘛疭：音 chì zòng。瘛，筋脉拘急而收缩；疭，筋脉缓纵而伸开。指肢体抽搐的病证。

【译文】

奇经八脉的诊法与十二经脉稍有不同。其脉直上直下，若见于浮脉为督脉病变；若见牢脉为冲脉病变；若见紧脉为任脉病变。寸部脉左右弹指，为阳跷脉病变；尺部脉左右弹指，为阴跷脉病变；关部脉左右弹指，为带脉病变。脉自尺部外侧斜向前行而达寸部的，为阴维脉病变；脉部内侧斜向前行而达寸部的，为阳维脉病变。

督脉为病，发生颈项脊背强直，见癫证或痫证。任脉为病，发生各种疝证或体内肿块。冲脉为病，则内部气逆上冲，心腹急痛不安。带脉为病，则发女子带下、脐痛、男子遗精等病。阳维脉为病，则发生恶寒发热、眩晕昏厥等症。阴维脉为病，则心胸、两胁刺痛。阳跷脉为病，则外踝肌肤弛缓，内踝肌肤紧急。阴跷脉起于足跟，行内踝；阴跷脉为病，则内踝肌肤弛缓，外踝肌肤紧急。总之，癫痫、瘛疭、寒热、恍惚等病，在奇经八脉病变中都可能出现，但都各有所属的不同部位、不同脉象，必须进行仔细分析。

【解析】

人身十二正经，每一经各有脏腑所主，分别为手太阴肺经、手阳明大肠经、足阳明胃经、足太阴脾经、手少阴心经、手太阳小肠经、足太阳膀胱经、足少阴肾经、手厥阴心包经、手少阳三焦经、足少阳胆经、足厥阴肝经。十二经脉有病变，在两手寸、关、尺部都可以通过不同脉象反映出来。而此处所讲之奇经八脉，除冲、任、督三脉起于胞中之外，一般都不与脏腑直接相连，与十二正经大不相同，故称"奇经"。分别有任脉、督脉、冲脉、带脉、阳跷脉、阴跷脉、阳维脉、阴维脉八种。其诊病方法也与十二正经有异，这些内容在现代临床中较少应用，临床实践中不可拘泥。

奇经八脉各自循行不同，因此主病各异。督脉沿着背脊循行，主持一身的阳气，故督脉的病变多为阳虚，阳气虚弱不能温养脊髓。或者同时外邪入侵，都可能脊柱强直。若阳虚而痰湿内盛的，还可能诱发癫痫。任脉沿着腹部正中由下而上行，主持一身之阴血，故任脉病变多为血分的虚寒，运行阻滞之疝气或瘕坚积聚。冲脉夹脐左右上行，发为病变，则见气往上逆，腹内里急。带脉从季胁部环腰一周，病变主要为妇女带下病，脐腹疼痛以及男子遗精等。阳维脉循足外侧上行，维系一身卫气，发为病变，卫虚不能固外，邪气入侵则见恶寒发热等表证；

清阳不升，则两目眩晕，甚至突然颠仆，僵直不省人事。阴维脉循足内侧上行，维系一身的阴血，发为病变，营血虚，心失所养则心痛，胸胁刺痛，甚至悸动不安。阳跷脉循足外侧上行，发为病变，内踝以上经脉拘急，外踝以上经脉弛缓。内为阴，外为阳，故曰"阳缓阴急"。阴跷脉循足内侧上行，发为病变，外踝以上经脉拘急，内踝以上经脉弛缓，故曰"阴缓阳急"。

【临床举隅】

1. 督脉

案例：患者，男，38岁。患强直性脊柱炎，项背强直，腰骶脊背痛，兼见膝、踝、肩、肘等关节疼痛，痛处喜暖怕凉，舌淡苔白，脉浮大。

治则治法：补肾强督。

处方用药：补肾强督治偻汤加减（骨碎补、补骨脂、熟地黄、淫羊藿、金狗脊、鹿角胶、羌活、独活、川断、杜仲、川牛膝、地鳖虫、桂枝、赤芍、白芍、知母、制附片、炙麻黄、干姜、白术、威灵仙、白僵蚕、炙山甲、防风）。

2. 冲脉

案例：患者，女，33岁。气从少腹上冲胃脘，至上胸，至咽喉，腹部疼痛，左尺脉牢。

治则治法：温肾降逆。

处方用药：《伤寒论》桂枝加桂汤加减（桂枝、白芍、生姜、甘草、大枣）。

3. 任脉

案例：患者，女，30岁。月经停闭4个月，面色发青，小腹冷痛，舌淡苔白，脉紧而沉迟。

治则治法：温经散寒。

处方用药：温经汤加减（吴茱萸、当归、白芍、川芎、人参、桂枝、阿胶、牡丹皮、生姜、甘草、半夏、麦冬）。

4. 带脉

案例：患者，女，32岁。腰酸腿痛，腹部胀满，外阴及小腹冷痛，带下清稀，小便不利，畏寒肢冷，关部脉紧而滑。

治则治法：温补肾阳。

处方用药:《金匮要略》肾气丸加减（熟地黄、山药、山茱萸、茯苓、牡丹皮、泽泻、桂枝、附子、牛膝、车前子）。

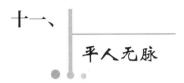

十一、

平人无脉

【原文】

平人无脉，移于外络①。兄位弟乘，阳溪②列缺③。

【注释】

① 移于外络：移至手臂外侧。

② 阳溪：手阳明大肠经穴。位于人体的腕背横纹桡侧，手拇指向上翘时，当拇短伸肌腱与拇长伸肌腱之间的凹陷中。

③ 列缺：手太阴肺经穴。在前臂桡侧缘，桡骨茎突上方，腕横纹上 1.5 寸处，当肱桡肌与拇长展肌腱之间。

【译文】

正常人在寸口部触及不到脉象，可能是因为寸口部的脉反移到手臂外侧。如同弟弟占据了哥哥的地位，所以不是病脉。若出现在阳溪、列缺等部位，称为反关脉或者斜飞脉。

【解析】

此段讲寸口脉的生理异位。反关脉和斜飞脉为生理性变异的脉位。反关脉是桡动脉行于腕关节的背侧，故切脉位置也在寸口的背面；斜飞脉指桡动脉从尺部斜向桡骨茎突背侧，向合谷方向伸延。二者皆为解剖位置的生理性改变，不属于病态，只需在切脉位置做相应改变即可。

十二、

真脏绝脉

【原文】

病脉既明，吉凶当别。经脉①之外，又有真脉②。

肝绝③之脉，循刀责责④。心绝之脉，转豆躁疾⑤。脾则雀啄⑥，如屋之漏⑦。如水之流，如杯之覆⑧。肺绝如毛，无根萧索⑨。麻子动摇，浮波之合⑩。肾脉将绝，至如省客⑪。来如弹石⑫，去如解索⑬。

命脉将绝，虾游鱼翔⑭。至如涌泉⑮，绝在膀胱。

真脉既形，胃已无气。参察色证，断之以臆。

【注释】

① 经脉：十二正经和奇经八脉的脉象。

② 真脉：真脏脉，又名"怪脉""死脉""绝脉""败脉"等，为五脏功能衰竭，真气败露的脉象。主要见于疾病的危重阶段。出自《素问·玉机真脏论》："诸真脏脉见者，皆死不治也。"

③ 绝：穷尽之意，在此指脏气衰败。

④ 循刀责责：责责，锋利劲急的样子。指犹如触摸于刀刃之上，坚细而无柔和之象。

⑤ 躁疾：形容脉率较快而无从容和缓之象。

⑥ 雀啄：雀啄脉，七怪脉之一，脉象如鸟啄食。此处形容脾的真脏脉，脉象在筋肉间，连连数急，节律不调，如雀啄食之状，此为预示脾胃之气将绝。

⑦ 如屋之漏：指"屋漏脉"。脉来如破屋漏水，时断时续，节律不匀，良久一动。

⑧ 如水之流，如杯之覆：覆，翻、倒过来。指脾气将绝，脉如水流不返，杯覆不收，脉气不得接续之意。

⑨ 肺绝如毛，无根萧索：萧索，萧条、冷落之意。指肺气将绝，其脉如漂浮的羽毛一样，触之无根，没有生气。

⑩ 麻子摇动，浮波之合：肺的真脏脉，如麻子仁转动，短小而促急，又如水面波纹两相撞击，前后不能分清。

⑪ 省客：指脉象初来脉搏充盈，旋即鼓动而去，时有时无，形容脉象来去无常，至数不匀。《素问·大奇论》曰："脉至如省客，省客者，脉塞而鼓，是肾气不足也。"

⑫ 来如弹石：指"弹石脉"。脉来如指弹石，坚动而乏柔和。

⑬ 去如解索：指"解索脉"。脉象去时如解开的绳索，散乱而无序。

⑭ 虾游鱼翔：指"虾游脉"和"鱼翔脉"。虾游脉指脉在皮肤如虾游水，时隐时现，难以辨识。鱼翔脉指脉来如鱼游水中，头定而尾摇，似有似无，无有定迹。命门的真脏脉可见"鱼翔脉"和"虾游脉"。

⑮ 至如涌泉：形容脉来涌出如泉水，有出无回，散漫无根。

【译文】

对于各种病脉脉象和主病明了之后，疾病的吉凶预后则应当可以辨别清楚了。在常见脉之外，还有几种真脏脉，均是脏气已绝、病情危重的脉象，也应当予以区分。

肝气已绝时，脉来就像手指抚摸在刀刃上，感觉弦急而坚硬。心气绝时，脉形极短，像豆粒转动，来去急速。脾气将绝时，或像麻雀啄食，跳动数次后即间有歇止，或如屋漏滴水，好久脉来一次；或如水之流，脉搏至数不清且脉气不继；或如杯倾覆，水流四溢，脉形散大且无规律。肺气将绝时，脉浮软无力如羽毛轻微触指，稍为重按时，脉搏全无；或极速极微，好比水面的波浪，来去极快，但模糊不清。肾气将绝时，脉来如访客，初来脉搏充盈，旋即鼓动而去，时有时无。来的时候有如弹石般坚急有力；去的时候便又像解散的绳索，散乱无根。

命门将绝时，脉如虾之游在波，时隐时现；又如鱼之翔在水，似有似无。膀胱之气将绝，则脉如涌出之泉水，有去无来，似有似无，散漫无根。

既然已经出现了真脏脉，证明胃气已无，是为危重之证。但也应四诊合参，结合其他见症，综合分析，做出判断。

【解析】

此段讲真脏脉的脉象及其临床诊断意义。在疾病危重期出现无胃、无神、无根的脉象，称为真脏脉，又称怪脉、败脉、死脉、绝脉。《素问·平人气象论》最早提出了"真脏脉"的概念："人以水谷为本，故人绝水谷则死，脉无胃气亦死。所谓无胃气者，但得真脏脉，不得胃气也。所谓脉不得胃气者，肝不弦、肾不石也。"《素问·玉机真脏论》关于真脏脉论述更为深刻："真肝脉至，中外急，如循刀刃责责然，如按琴瑟弦……真心脉至，坚而搏，如循薏苡子累累然……真肺脉至，大而虚，如以毛羽中人肤……真肾脉至，搏而绝，如指弹石辟辟然……真脾脉至，弱而乍数乍疏。"真脏脉是古人对五脏之死脉的描述，亦有"十怪脉"之称。

真脏脉的形成，乃是由脉象之少神、无根、缺乏胃气而致。大致可分为三类：一是无胃之脉，以应指坚搏，无冲和之意为特征，如偃刀脉、转豆脉、弹石脉等。提示邪盛正衰，胃气不能相从，病情危重。二是无神之脉，以脉律无序，脉形散乱为特征，如雀啄脉、屋漏脉、解索脉等。主要由脾肾阳气衰败所致，提示神气涣散，生命即将告终。三是无根之脉，以虚大无根或微弱不应指为特征，如釜沸脉、鱼翔脉、虾游脉等。为三阳热极，阴液枯竭，或三阴寒极，亡阳于外之，阴阳离绝之危候。

出现真脏脉提示患者预后不良，《素问·玉机真脏论》曰："邪气胜者，精气衰也。故病甚者，胃气不能与之俱至于手太阴，故真脏之气独见。独见者，病胜脏也，故曰死。"又曰："诸真脏脉见者，皆死不治也。"说明真脏脉的出现则预示胃气衰败，疾病转向危重、凶险和难治，预后险恶。晚期癌症和其他慢性器官衰竭患者，在疾病转向危重的早期多出现典型的绝脉表现，如弹石、解索、雀啄、屋漏、鱼翔、虾游等。而在即将死亡之际，脉象则向微细、弱小、无根转化，其无神和无胃表现愈加明显，大多数患者寸关尺脉依次减弱和消失而最终死亡。

真脏脉一般提示脏腑之气衰竭，胃气败绝的危重证候。有的医家认为真脏脉见，病情危殆，不可救治。但从临床实践来看，有少数心功能紊乱者，也可短暂出现"真脏脉"的表现，并不一定表示脏气衰败，病情危重。故尽管出现了这种坏脉，仍然须要参考形色、症状的情况，仔细地进行分析研究，然后取得正确的判断，还是比较容易的。

【临床举隅】

1. 屋漏脉

案例：患者，女，20 岁。外伤后多脏器功能衰竭，诊时脉象慢而无力，需屏息方可触及，数秒乃行一次，且间歇时间不匀，如屋漏残水，良久一滴。此乃脾之精气大衰之脉，因久病伤及阳气阴血，阴竭阳脱，阴阳离绝之危重证候，朝见此脉，暮夕即亡。

中医白话解读本丛书

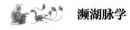

2. 转豆脉

案例：患者，男，56岁。因胸痛入院，根据心电图、酶学等各种理化检查，确诊为心肌梗死。病史有冠心病，糖尿病。症见面色苍白，尿量减少，血压下降，神志从烦躁至淡漠至昏迷。会诊时脉形应手极短，像豆粒转动，来去急速。是为真心脉至，经中西医抢救，脉象的变化从数、疾、促到迟、虚、无力、微（窦过速、室早、Ⅲ度房室传导阻滞、循环衰竭、停搏，心源性休克死亡）。